Claudia Langohr • Die natürliche Hausapotheke für Kinder

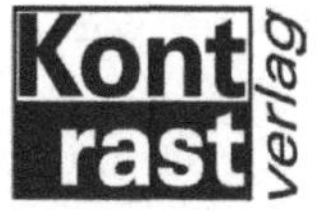

Kontrast Verlag
D-56291 Pfalzfeld
www.kontrast-verlag.com

Umschlaggestaltung: Hajo
Titelbild: Kontrast Verlag
3. überarbeitete Auflage
ISBN 978-3-941200-57-9

Claudia Langohr (Hrsg.)

Die natürliche Hausapotheke für Kinder

3. überarbeitete Auflage

Methoden zur sanften Selbsthilfe bei alltäglichen Erkrankungen des Kindes sowie zur unterstützenden Behandlung bei schulmedizinischer Behandlung

Das Buch ist meinem verstorbenen Vater gewidmet, der mich bei der Verwirklichung meines Berufszieles sehr unterstützt hat.

Außerdem bedanke ich mich bei all meinen Freunden, die mich tatkräftig unterstützt haben, sowie bei meinem Sohn Tim, der viel unserer gemeinsamen Zeit für die Entstehung des Buches geopfert und sich mit viel Freude für die Bilder zur Verfügung gestellt hat.

Vorwort

Seit 1998 bin ich als niedergelassene Heilpraktikerin in einer Vollzeitpraxis in Roth tätig. Da ich mich auf die Behandlung von Asthma, Allergien und Neurodermitis spezialisiert habe, wird die Praxis überwiegend von Müttern mit Kindern aufgesucht. Zusätzlich gebe ich Kurse über die Anwendung von Hausmitteln sowie über die Anwendung von Kräutertees, Wickeln und pflanzlichen Arneimitteln. Mehr Informationen, sowie Termine für Kurse und die Veranstaltungsorte findet man im Internet unter www.claudia-langohr.de.

Im Rahmen dieser Kurse wurde mir bewusst, wie wenig Mütter von heute über die Anwendung der einfachsten Hausmittel wissen. Immer wieder stelle ich fest, dass auch Kinderärzte wenig Ahnung vom Einsatz einfacher Wickel bzw. Kräutertees haben. Immer wieder höre ich: „Der Kinderarzt hat gesagt, es sei noch nicht so schlimm, wir müssen noch einige Tage warten, bis die Ohrenschmerzen schlimmer werden, um dem Kind ein Antibiotikum zu verabreichen.“ Mit Schaudern höre ich die Krankengeschichten vieler kleiner Patienten, die oft in jungen Jahren schon mehr Antibiotika eingenommen haben, als ihre Großeltern im gesamten Leben.

Die natürliche Hausapotheke setzt sich aus verschiedenen Kräutern zusammen, die wir immer zu Hause haben sollten, und solchen, die wir im Notfall im Kräuterladen besorgen können. Ebenso ist der Vorrat an Arzneimitteln auf nur wenige wichtige Mittel beschränkt, aber im entsprechenden Kapitel finden Sie die Arzneimittel, die im Bedarfsfall bei der Apotheke besorgt werden können. Bereits bei meinem – mittlerweile erwachsenen – Sohn haben sich die Arzneimittel und Kräuter dieses Buches bewährt, er hat bis zum heutigen Tag keine schulmedizinische Behandlung erfahren.

Claudia Langohr

Inhalt

Die Pflege des kranken Kindes

Auch bei leichten Erkrankungen sollten gewisse „Rahmenbedingungen" eingehalten werden, um die Genesung zu beschleunigen.

- *Ruhige, gelassene, liebevolle Behandlung:* Keine übertriebene Liebe und Fürsorge, das Kind soll ganz normal behandelt werden.
- *Keine gedrückte, gereizte Stimmung:* Streitigkeiten nicht vor dem Kind austragen, auch Differenzen über die Betreuung des kranken Kindes (wer soll heute zu Hause bei dem Patienten bleiben) dürfen keinesfalls vor dem Kind ausgetragen werden. Solche psychischen Belastungen verzögern die Genesung.
- *Kein übertriebenes Verwöhnen*
- *Nicht flüstern* im Beisein des kranken Kindes
- *Kein Fernsehen, Radio usw.:* Kranke Kinder brauchen Ruhe, dazu gehört auch, dass sie nicht mit übermäßigen äußeren Reizen überflutet werden. Besser:
- *Vorlesen von Geschichten*
- *Kind braucht Ruhezeiten:* Krankenbesuche sind erlaubt, aber zwischendurch braucht das Kind Ruhe. Besuche nur zu bestimmten Zeiten zulassen.
- *Zimmertemperatur:* genügend Wärme, nicht überhitzt
- *Bett - ruhe* = nicht Sofa - ruhe: Der kleine Patient ist im Bett besser aufgehoben als auf dem Sofa.
- *Ausreichend Lüften:* Stündlich das Zimmer für 10 Min. lüften.
- *Geduld bei der Genesung:* Das Immunsystem des Körpers braucht einige Tage, bis es die Krankheit besiegt hat. Es hat wenig Sinn, das Kind vorzeitig in die Schule oder den Kindergarten zu schicken wenn, die Erkrankung nicht vollständig ausgeheilt ist. Die kleinen Patienten sind dann meist nach einigen Tagen wieder krank.
- *Maßvolles Essen, weniger ist oft mehr:* Der kleine Patient kann essen, wenn er möchte. Hat er keinen Appetit, ist durchaus auch ein mehrtägiges Fasten erlaubt. Wichtig ist aber, dass ausreichend Wasser oder Tee getrunken wird.

Die richtige Ernährung der kleinen Patienten

- Durst mit Tee, Mineralwasser oder frischen Obst- und Gemüsesäften löschen. Nicht kalt sondern immer lauwarm servieren!
- Essen nach Verlangen des Kindes, meist will der Körper in den ersten Krankheitstagen fasten. Wichtig ist allerdings ausreichende Flüssigkeitszufuhr.
- Genesung: Gemüse-, Gries- oder Haferschleimsuppe. Kein Fleisch, keine Milchprodukte (tierisches Eiweiß), diese Nahrungsmittel sind für den geschwächten Körper zu schwer verdaulich.
- Keine Süßigkeiten! Zucker schwächt das Immunsystem, die Genesung wird verzögert.

Wann muss der Doktor kommen?

Die Selbstmedikation darf nur bei leichten Erkrankungen durchgeführt werden. Bei anhaltenden Beschwerden muss der Heilpraktiker oder Kinderarzt zu Rate gezogen werden. Im Kapitel „Behandlungsvorschläge“ wird in jedem einzelnen Fall extra auf die Konsultation des Kinderarztes hingewiesen.

Was tun bei Fieber?

Fieber ist eine Krankheitserscheinung, aber keine Krankheit.

Warum braucht der kranke Körper diese Temperaturerhöhung?

- Entgiftet
- Steigert Abwehrkräfte
- Harmonisiert inneres Gleichgewicht
- Besiegt Bakterien und Viren (ab 38,5°C)

Wenn wir das Fieber senken, dann nehmen wir dem Körper die Möglichkeit, sich selbst zu heilen.

Therapiemaßnahmen: (ab 39°C)

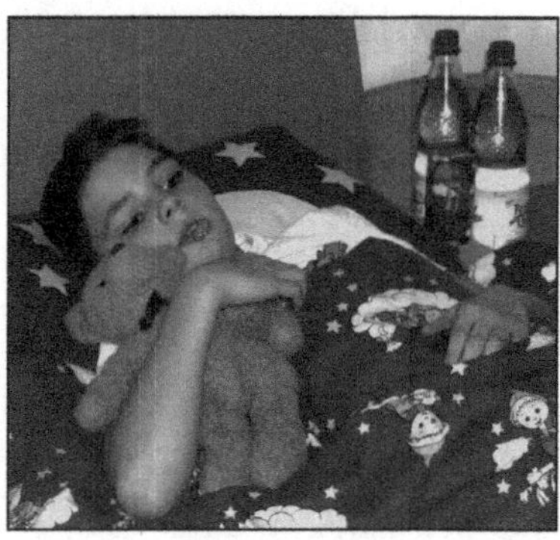

- Wadenwickel (Dürfen nur angewendet werden, wenn das Kind warme Füße hat. Ansonsten evtl. die Wickel als Pulswickel am Handgelenk anlegen.)
- Essigwickel (2 EL Essig auf ¼ l Wasser)
- Quarkwickel
- Retterspitzwickel
- Bettruhe
- Aconitum Globuli D6 (Haut ist trocken und heiß), Belladonna D6 (Haut ist schweißig, Kopf ist heiß und rot, Füße und Hände sind kalt) oder Aconitum/China comp. Kinderzäpfchen
- Ausreichend trinken

- Fiebertee: 20 g Anis, 20 g Lindenblüten, 20 g Holunderblüten, 20 g Rosmarin und 1 EL zerstoßene Weidenrinde mischen, 1 EL auf ¼ l kochendes Wasser, 15 Min. ziehen lassen, mit Honig süßen. Davon mehrmals täglich eine Tasse trinken.
- Einlauf für Kinder ab 6 Monaten:
  Sie benötigen einen Ohrspülballon und – je nach Alter des Kindes – zwischen 70 und 500 ml lauwarmen Kamillentee.
  Auf 1 l Tee 9 g Salz und 50 g Zucker hinzufügen
  Anwendung: Das Kind auf die linke Seite auf ein Badetuch legen, den Ballon zusammendrücken und Tee aufziehen, bis der Ballon gefüllt ist. Den Ansatz des Ballons einfetten (z. B. mit Vaseline) und in den After einführen (wie bei einem Zäpfchen), dann den Tee vorsichtig in den Darm drücken.
  Dann den Ansatz – während der Ballon zusammengedrückt bleibt – wieder herausziehen. Die Flüssigkeit sollte – soweit möglich – für einige Minuten im Darm verbleiben.
  Menge der verwendeten Flüssigkeit:
  Säuglinge: 70–100 ml Flüssigkeit
  Kleinkind: 150–250 ml Flüssigkeit
  Schulkind: 250–500 ml Flüssigkeit
  Bei hohem Fieber kann der Einlauf 2-mal am Tag durchgeführt werden; davor bitte immer die Temperatur kontrollieren.
  Bei einem Kind ab 7 Jahren können 2 Ballonfüllungen eingeführt werden oder man verwendet ein Klistier.

Wie die Kräuter wirken

Mittlerweile hat sich auch die Wissenschaft mit der Wirkung von Heilkräutern beschäftigt und herausgefunden, dass sich in den Pflanzen verschiedene Stoffe befinden, die bestimmte Aufgaben im menschlichen Körper erfüllen.

Pflanzen enthalten Bitterstoffe, die die Magensaftsekretion anregen. Indifferente Stoffe steuern die Wirksamkeit bestimmter anderer Inhaltsstoffe, verlangsamen oder beschleunigen die Wirkung. Gerbstoffe sind dazu da Eiweißstoffe zu binden und somit Bakterien den Nährboden zu entziehen. Vitamine, Mineralstoffe und Spurenelemente aktivieren den Stoffwechsel.

Da die Wirkstoffe nicht in der ganzen Pflanze verteilt sind, muss man genau darauf achten, welcher Teil der Pflanze in den nachfolgenden Anleitungen verwendet wird.

Wie werden Kräuter angewendet?

Die folgenden Anwendungen sind grundsätzliche Zubereitungen. Im Einzelfall kann sich die Dosis sowie die Art der Zubereitung ändern.

Kräutertee für die innere Anwendung
2 gehäufte TL Kräuter mit ¼ l kochendem Wasser übergießen und zugedeckt 10 Min. ziehen lassen. Durch ein Sieb abseihen und evtl. mit 1 TL Honig süßen. Schluckweise und nicht zu heiß trinken. Meist trinkt man 2–3 Tassen täglich.

Kräutertee für die äußere Anwendung (= Absud)
Zubereitung wie oben, jedoch ohne Honig.

Gurgellösung:
Kräutertee ungesüßt zubereiten und ca. 1 Min. gurgeln.

Inhalation:
1 Hand voll Kräuter mit ½–1 l kochendem Wasser übergießen, 10 Min. ziehen lassen, dann abseihen.
Den Absud in eine Schüssel gießen und mit nacktem Oberkörper über die Schüssel beugen. Damit der Dampf nicht entweicht, deckt man den Kopf mit einem großen Handtuch ab.
Inhalationsdauer: ca. 10 bis 15 Min.

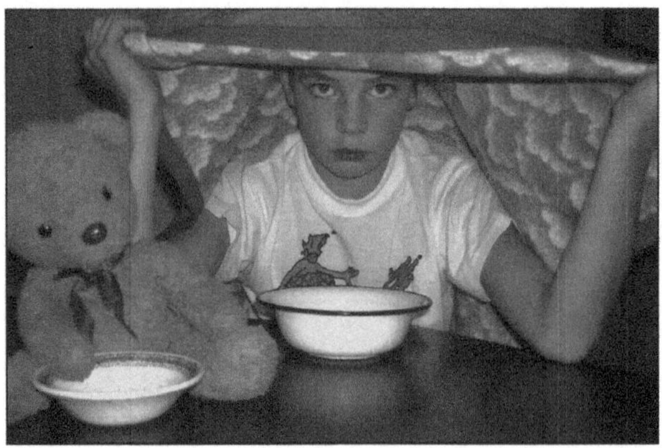

<u>Kräutersäckchen</u>:
Getrocknete Kräutermischung in ein Leinensäckchen (ca. 20 x 10 cm) einnähen und über heißem Wasserdampf ca. 10 Min. erhitzen. Auf die Temperatur achten! Auf die betroffene Körperstelle legen. Nicht in der Mikrowelle erhitzen!

<u>Bäder:</u> siehe Kapitel „Bäder"

<u>Wickel:</u> siehe Kapitel „Umschläge und Wickel"

Wichtig für die optimale Wirkung:

- Vorsicht bei Allergikern
- Verwendete *Menge* Kräuter/Wasser beachten
- *Wassertemperatur* (heiß, kalt, kochend) ist wichtig für das Herauslösen bestimmter Wirkstoffe aus den Pflanzen
- Keine Mikrowelle für die Zubereitung verwenden
- *Dauer des Ziehens:* Bestimmte Wirkstoffe werden erst nach einer bestimmten Zeit aus der Pflanze ausgelöst
- Zubereitung für innere oder äußere Anwendung
- Art des Trinkens (kalt, warm, schluckweise)
- Gesüßt oder ungesüßt (Diabetiker verwenden anstelle von Honig Diabetikerzucker)

Die wichtigsten Kräuter unserer Hausapotheke

Lindenblüten
Kamille
Spitzwegerich
Huflattich
Pfefferminze
Bockshornklee
Ringelblumen

Die Beschreibungen können im Kapitel „Das kleine Kräuterlexikon“ nachgelesen werden.

Die Arzneimittel in der natürlichen Hausapotheke

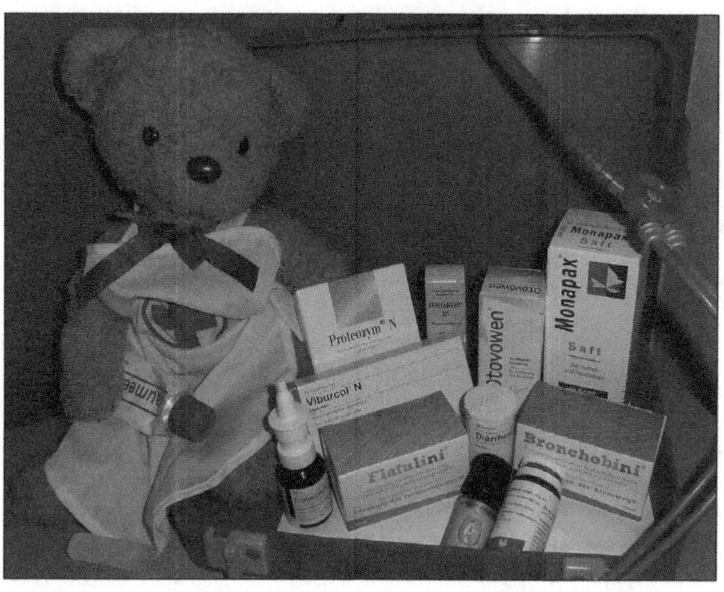

Alle Erkältungs- und Infektionskrankheiten:

- Zink (z. B. Zinkorot 25, Fa. Wörwag)
- Vitamin C (z. B. Vitamin C 100, Fa. Pascoe)
- Pascoleucyn Tropfen
- Viburcol N Zäpfchen
- Aconitum/China comp. Kinderzäpfchen oder Globuli, Fa. Wala
- Eukalyptus-Öl
- Bronchobini Globuli, Fa. Heel
- Monapax Saft
- Bromelain Tabletten

Magen-Darm-Erkrankungen:

- Diarrheel S Tabletten
- Fortakehl D3 Zäpfchen, Fa. Sanum
- Flatulini Globuli, Fa. Heel

Traumatische Verletzungen wie z. B. Verbrennungen und Prellungen

- Wund- und Brandgel
- Traumeel S Salbe

Evtl. zusätzlich:

- Euphorbium comp. Nasenspray
- Otovowen Tropfen
- Meditonsin Tropfen

Außerdem sollte die Hausapotheke folgende Verband-, Pflege- und Hilfsmittel enthalten:

- Mullbinden, schmal und breit
- Elastische Mullbinden, schmal und breit
- Idealbinden breit
- Verbandpäckchen in klein, mittel und groß
- Heftpflaster und Wundpflaster
- Wundschnellverbände
- Verbandwatte
- Sicherheitsnadeln
- Pinzette und Schere
- Dreiecktücher
- Bandagen
- Fieberthermometer
- Anleitung zur Ersten Hilfe, Notrufnummern

Alle hier empfohlenen Arzneimittel sind grundsätzliche Empfehlungen, die ich anhand der am meisten verbreiteten Erkrankungen gebe. Von Fall zu Fall sollte der Inhalt auf das einzelne Kind abgestimmt werden. Wenn Ihr Kind für bestimmte Erkrankungen besonders anfällig ist, lohnt es sich, die benötigten Arzneimittel, die im Kapitel „Behandlungsvorschläge" aufgeführt sind, ebenfalls vorrätig zu haben; bei einigen Kindern sind nicht alle aufgeführten Arzneimittel erforderlich. Bitte gestalten Sie die Hausapotheke nach Ihren eigenen Bedürfnissen.
Alle aufgeführten Arzneimittel können selbstverständlich mit homöopathischen Einzelmitteln oder Schüssler Salzen kombiniert werden.

Die Ausstattung der Hausapotheke mit den Basismitteln kostet ca. 100 € und wird von den gesetzlichen Krankenkassen nicht erstattet. Private Krankenversicherungen erstatten meist alle Arzneimittel, wenn Sie von einem Arzt oder Heilpraktiker verordnet wurden.

Natürlich konservieren durch Alkohol

Manche Eltern sorgen sich wegen des Alkoholgehaltes in pflanzlichen und homöopathischen Arzneimitteln. Alkohol ist jedoch wichtig zur Gewinnung und Konservierung vieler natürlicher Wirkstoffe. Zudem unterstützt er die Aufnahme über die Schleimhäute. Auch Lebensmittel weisen z. T. geringe Mengen an Alkohol auf.

Zum Vergleich: ½ Glas Apfelsaft (100 ml) enthält dieselbe Menge Alkohol wie etwa 5–7 Tropfen der empfohlenen Arzneimittel.

Allgemeine Hinweise:

Bitte lesen Sie vor der Anwendung der Arzneimittel den Beipackzettel oder befragen Sie den Apotheker. Dosierung und Anwendungsdauer entnehmen Sie bitte der Packungsbeilage. Im nachfolgenden Kapitel können Sie die Anwendungsbeschreibungen der empfohlenen Arzneimittel nachlesen. Im Zweifelsfall besprechen Sie die Dosierungen bitte mit Ihrem Therapeuten oder Apotheker.

Anwendungsbeschreibungen der Arzneimittel

Für Kinder die, das in den Dosierungsangaben angegebene höchste Alter überschreiten, gelten die Angaben für Erwachsene.

Zinkorot 25 (Fa. Wörwag)

Anwendung: Zinkmangel, Unterstützung des Immunsystems

Dosierung:

Säuglinge und Kleinkinder	½–1 Tabl. täglich
Kinder 3–7 Jahre	1–1½ Tabl. täglich
Kinder 7–14 Jahre	2–2 ½ Tabl. täglich
Erwachsene	3 Tabl. täglich

Vitamin C 100 (Fa. Pascoe)

Anwendung: Alle Formen des Vitamin-C-Mangels, wie z. B. bei Erkältungs- und Infektionskrankheiten

Dosierung:

Säuglinge und Kleinkinder	1–2 Tabl. täglich
Kinder 3–7 Jahre	3–5 Tabl. täglich
Kinder 7–14 Jahre	5–9 Tabl. täglich
Erwachsene	10 Tabl. täglich

Pascoleucyn Tropfen (Fa. Pascoe)

Anwendung: Zur Steigerung der körpereigenen Abwehrkräfte bei akuten und chronischen Erkrankungen

Dosierung bei akuten Erkrankungen:

Kinder 0–3 Jahre	einmalig 10 Tropfen, dann stdl. 3–5 Tropfen
Kinder ab 3 Jahre	einmalig 15–20 Tropfen, dann stdl. 5–8 Tropfen
Kinder 7–14 Jahre	einmalig 30 Tropfen, dann stdl. 8–10 Tropfen
Erwachsene	einmalig 40 Tropfen, dann stdl. 10–20 Tropfen

<u>Viburcol N Zäpfchen (Fa. Heel)</u>
<u>Anwendung:</u> Unruhezustände mit und ohne Fieber, Zahnen
<u>Dosierung:</u> Bei akuten Beschwerden mehrmals ein Zäpfchen, nach Besserung 2–3 x täglich 1 Zäpfchen, bei Säuglingen bis 6 Monate höchstens 2 x täglich ein Zäpfchen

<u>Aconitum/China comp., Kinderzäpfchen oder Globuli, Fa. Wala</u>
<u>Anwendung:</u> fieberhafte grippale Infekte, zur leichten Fiebersenkung
<u>Dosierung:</u>

Kinder unter 6 Jahren	1–2mal täglich ein Zäpfchen (oder stdl. 1 Glob. unter der Zunge zergehen lassen)
Kinder 6–12 Jahre	stdl. bis zweistdl. 5–7 Glob. unter der Zunge zergehen lassen
Erwachsene	stdl. 5–10 Glob.

<u>Eukalyptus Öl</u>
<u>Anwendung:</u> Zur innerlichen und äußerlichen Anwendung bei Erkältungskrankheiten der oberen Luftwege
<u>Dosierung:</u> Ätherische Öle sollten grundsätzlich bei Kleinkindern unter 2 Jahren **<u>nicht</u>** im Bereich des Gesichtes angewendet werden.
Zur Inhalation 3–4 Tropfen in heißes Wasser geben.
Zur äußerlichen Anwendung einige Tropfen im Bereich von Brust- bzw. Rückenbereich einmassieren.

<u>Bronchobini Globuli (Fa. Heel)</u>
<u>Anwendung:</u> hustenreizstillende und schleimlösende Wirkung bei Husten und Bronchitis
<u>Dosierung:</u>

Säuglinge und Kleinkinder	alle halbe bis ganze Stunde 1–2 Glob.
Kinder 1–6 Jahre	alle halbe bis ganze Stunde 2–3 Glob.
Kinder 6–12 Jahre	alle halbe bis ganze Stunde 3–4 Glob.
Erwachsene	alle halbe bis ganze Stunde 5–10 Glob.

Zur Nachbehandlung und bei länger anhaltenden Beschwerden

Säuglinge und Kleinkinder	3 x 1–2 Glob. täglich
Kinder 6–12 Jahre	3 x 1–2 Glob. täglich
Erwachsene	3 x 5 Glob. täglich

<u>Diarrheel S Tabletten (Fa. Heel)</u>

<u>Anwendung:</u> akute und chronische Durchfallerkrankungen, Brechdurchfall

<u>Dosierung:</u>

Säuglinge und Kleinkinder	bei akuten Beschwerden alle 2 Std. ½ Tabl., höchstens 4 Tabl. täglich
Kinder 1–5 Jahre	alle 1 Std. ½ Tabl., höchstens 6 Tabl. täglich
Kinder 6–11 Jahre	alle ½ Std. ½ Tabl., höchstens 8 Tabl. täglich
Erwachsene	alle 15 Min. 1 Tabl. über einen Zeitraum von 2 Stunden

Nach Besserung der Beschwerden

Säuglinge und Kleinkinder	2 x ½ Tabl. täglich
Kinder 1–5 Jahre	3 x ½ Tabl. Täglich
Kinder 6–11 Jahre	2 x 1 Tabl. täglich
Erwachsene	3 x 1 Tabl. täglich

<u>Fortakehl D3 Supp. (Fa. Sanum)</u>

<u>Anwendung:</u> bei Erkrankungen des Verdauungstraktes wie z. B. Erbrechen, Verstopfung, Durchfall, Schleimhautentzündungen

<u>Dosierung:</u> täglich ein Zäpfchen vor dem Schlafengehen in den Darm einführen

<u>Flatulini Globuli (Fa. Heel)</u>

<u>Anwendung:</u> Blähungen

<u>Dosierung:</u>

Säuglinge und Kleinkinder	alle halbe bis ganze Stunde 1–2 Glob.
Kinder 1–6 Jahre	alle halbe bis ganze Stunde 2–3 Glob.
Kinder 6–12 Jahre	alle halbe bis ganze Stunde 3–4 Glob.
Erwachsene	alle halbe bis ganze Stunde 5–10 Glob.

Zur Nachbehandlung und bei länger anhaltenden Beschwerden

Säuglinge und Kleinkinder	3 x 1–2 Glob. täglich
Kinder 6–12 Jahre	3 x 1–2 Glob. täglich
Erwachsene	3 x 5 Glob. täglich

Proteozym Tabl. (Fa. Wiedemann)

Anwendung: Alle entzündlichen Prozesse mit und ohne Schwellung wie z. B, Erkrankungen der Atemwege (u. a. Bronchitis, Nasennebenhöhlenentzündungen), Venenentzündungen, Verstauchungen, Blutergüsse, nach Unfällen und Operationen

Dosierung:

Kinder (7–14 Jahre)	3 x 1 Drg.
Erwachsene	3 x 2 Drg.

Euphorbium comp. Nasenspray (Fa. Heel)

Anwendung: Schnupfen unterschiedlicher Ursache, trockener Schnupfen, chronischer Schnupfen, Nasennebenhöhlenentzündung, zur Erleichterung der Nasenatmung bei Heuschnupfen

Dosierung: 3–5 x täglich 1–2 Sprühstöße in jedes Nasenloch, bei Kindern unter 6 Jahren 3–4 x täglich. Das Präparat kann unbedenklich bei Säuglingen angewendet werden.

Otovowen Tropfen (Fa. Weber und Weber)

Anwendung: Mittelohrentzündung, Mittelohreiterung, Ohrensausen, Schwerhörigkeit infolge Verschleimung des Rachens, Stockschnupfen

Dosierung:

Bei akuten Zuständen alle halbe bis ganze Stunde höchstens 12 x täglich, bei chronischen Verlaufsformen 1–3 x täglich folgende Einzeldosen einnehmen:

Säuglinge bis 12 Monate	2–4 Tropfen
Kinder 1–6 Jahre	4–7 Tropfen
Kinder 6–12 Jahre	5–10 Tropfen
Erwachsene	12–15 Tropfen

Meditonsin Tropfen (Fa. Medice):

Anwendung: Grippale Infekte, besonders aufkommende Erkältungskrankheiten, akute katarrhalische Halsentzündung, Seitenstrangangina

Dosierung:

Säuglinge ab 7. Lebensmonat:	stdl. 1–3 Tropfen
Kleinkinder ab 1. Lebensjahr	stdl. 2–5 Tropfen
Kinder 6–12 Jahre	stdl. 3–6 Tropfen
Erwachsene	stdl. 5–10 Tropfen

Wund- und Brandgel (Fa. Wala)

Anwendung:

Verbrennungen und Verbrühungen 1. und 2. Grades, Sonnenbrand, allergisch bedingte Hautkrankheiten, Insektenstiche, Schürfwunden und Geschwüre

Dosierung:

Bei Verbrennungen Gel messerrückendick auftragen, evtl. mit einem Mulltuch abdecken und darüber ein Kühlkissen legen. Bei sonstigen Wunden Gel dünn auftragen und eintrocknen lassen.

Traumeel S Salbe (Fa. Heel)

Anwendung: Verletzungen wie Verstauchungen, Verrenkungen, Blut- und Gelenkergüsse, Schürfwunden, entzündliche Prozesse am Stütz- und Bewegungsapparat wie z. B. Sehenscheiden-, Schleimbeutelentzündungen, Gelenkarthrosen

Dosierung: Morgens und abends, bei Bedarf auch öfter, auf die betroffenen Stellen auftragen, ggf. einen Salbenverband anlegen.

Bäder

Vollbäder

Man unterscheidet kalte und warme Bäder. Ich bevorzuge bei der Behandlung von Kindern warme Bäder, da diese von den kleinen Patienten besser angenommen werden.

Grundsätzliches:

Warme Bäder sollten eine Temperatur von ca. 37°C haben, um vom Patienten als angenehm empfunden zu werden. Die Badedauer richtet sich ebenfalls nach dem Empfinden des Patienten, sollte aber 20 Min. keinesfalls überschreiten. Fiebernde Kinder sollten kein Bad nehmen.

An das Vollbad schließt sich eine zweistündige Bettruhe – im vorgewärmten Bett – an.

Die grundsätzliche Zubereitung eines Vollbades:

4 EL Kräuter mit 1 l kochendem Wasser aufgießen, 10 Min. ziehen lassen und abseihen. Den Absud ins Badewasser geben und für 10 Min. bei ca. 35°–38°C baden.

Man kann zur besseren Wirkung auch die abgeseihten Kräuter mit in die Badewanne geben.

Anwendungen:

Lindenblütenbad bei aufkommenden Erkältungskrankheiten, bei Schüttelfrost

Feldthymianbad zur besseren Wundheilung

Haferstrohbad bei Nieren- und Blasenentzündungen, Nervenschmerzen

Hopfenblütenbad entspannend und schlaffördernd

Thymianbad bei Erkältungskrankheiten

Schachtelhalmbad

Anwendung: Blasenentzündungen, Hautausschläge

Zubereitung:

100 g Schachtelhalm in einem Topf mit 2 l kaltem Wasser ansetzen und 1 Std. ziehen lassen. Ca. 1 Min. aufkochen lassen, 1 Min. ziehen lassen und abseihen. Den Absud dem Badewasser beimengen.

Mandelmilchbad
(für trockene Haut)
Vorsicht bei Nuss- und Mandelallergie!!
2 EL sehr fein gemahlene Mandeln mit 125 ml Vollmilch und 15 ml Mandelöl mischen, ins Badewasser geben.

Blütenbäder
150–200 g Kräuter oder Blüten mit 1 l kochendem Wasser übergießen und 20 Min. köcheln lassen. Zum Badewasser geben.
Bei trockener Haut zusätzlich 1 EL Honig zugeben.
Verwendet werden z. B. Rosenblüten, Kamillenblüten (zur Abheilung von entzündlichen Stellen), Ringelblumen, o. a. (siehe Kräuterlexikon)

Teil-, Fuß- und Sitzbäder

Ansteigende Fußbäder
eignen sich hervorragend zur Behandlung von Erkältungskrankheiten, Bronchialkatarrhen und Halsentzündungen.
Die grundsätzliche Zubereitung:
4 EL Kräuter mit 1 l kochendem Wasser übergießen, 10 Min. ziehen lassen und abseihen. Den erkalteten Absud in eine Fußbadewanne gießen. Füße in die Wanne stellen und warmes Wasser zugeben. Die Temperatur langsam steigern. Badedauer ca. 15 Min. Anschließend sollte der Patient warme Wollsocken anziehen und ca. 30 Min. Bettruhe einhalten.

Warme Fußbäder
Absud zubereiten wie oben. Badetemperatur ca. 36°–38°C, Badedauer ca. 10 Min..
Verwendete Kräuter:
Heublumen, Haferstroh, Eichenrinde bei Druckstellen, Kamille bei offenen Verletzungen

Heublumen-Fußbad
Nicht bei Gräser-Pollen-Allergie!!!
Anwendung:
Blasenbeschwerden, Nervenschmerzen, Rückenschmerzen, eiternde Wunden, Nagelbettentzündungen
Zubereitung:
100 g Heublumen mit ½ l kochendem Wasser übergießen, 10 Min. ziehen lassen, abseihen und in eine Fußwanne geben. Füße reinstellen, mit Wasser (ca. 36°–38°C) – so warm wie erträglich – auffüllen.

Haferstroh-Fußbad
bei kalten Füßen, chronischen Blasenentzündungen

Teil- und Sitzbäder
Die Zimmertemperatur sollte mindestens 22°C betragen.
Die grundsätzliche Zubereitung eines Teilbades:
1 EL Kräuter mit 1 l kochendem Wasser übergießen, 10 Min. ziehen lassen und abseihen.
Den betroffenen Körperteil bei 35°–40°C baden, solange die Temperatur angenehm ist.
Teilbäder werden vor allem bei offenen Wunden angewendet. Hier eigenen sich hauptsächlich Kräuter wie Kamille oder Ringelblumen. Bei eitrigen, schlecht heilenden Wunden verwendet man Bockshornklee oder Huflattich.

Sitzbäder
werden zubereitet wie Teilbäder, sie eigenen sich hauptsächlich für Beschwerden im Bauch und Lendenbereich.
Verwendete Kräuter:
Haferstroh oder Heublumen (Zubereitung siehe oben) bei Rücken-, Blasen- und Nierenerkrankungen, Bauchschmerzen

Dampfbäder:

Die grundsätzliche Zubereitung eines Dampfbades:

4 EL Kräuter mit 1 l kochendem Wasser übergießen, 10 Min. ziehen lassen und abseihen. Den Absud in eine Fußbadewanne geben. Der Patient sitzt auf einem Stuhl. Nun werden auf die Fußwanne ein bis zwei kleine Brettchen gelegt, auf die der Patient die Füße stellt.

Um die Dämpfe möglichst konzentriert einatmen zu können, deckt man den Patienten mit einer Decke zu. Dauer: ca. 5–10 Min., anschließend Bettruhe.

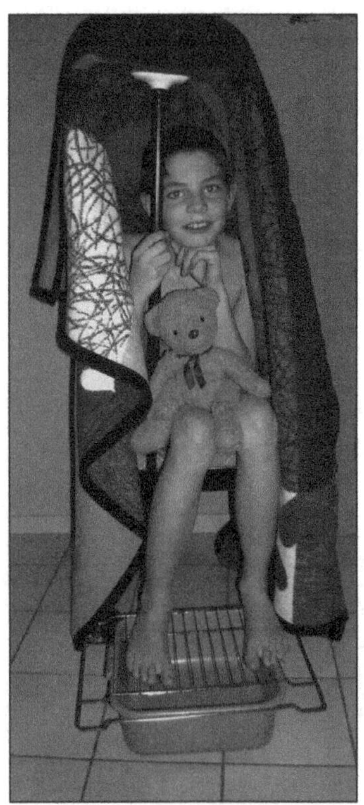

Umschläge und Wickel

Wickel spielten bereits bei Pfarrer Kneipp eine große Rolle und sind bei den modernen Müttern von heute wieder aktuell.
Sie kommen überall dort zur Anwendung, wo eine Ausscheidung krankhafter Stoffe aus dem Körper erreicht werden soll.
Wickel sollen den Stoffwechsel anregen, bei Fieber die Hitze nehmen und umgekehrt bei Kälte Wärme erzeugen (= die Durchblutung anregen). Durch die Beziehung zwischen Haut und Gesamtorganismus kommt es bei den Wickeln – genauso wie bei den Bädern – zu einer Wirkung auf den Gesamtorganismus.
Die Wirkung des Wickels wird leider viel zu wenig beachtet, obwohl man damit vor allem bei Kindern sehr gute Erfolge erzielen kann.

Grundsätzliches:
Wickel oder Umschläge können angelegt werden:

1. kalt:

- wirkt wärmeentwickelnd – wärmestauend, wenn sie belassen werden
- sinnvoll bei Schmerzen, Krämpfen, zur Förderung der Ausleitung, bei Fieber wird Überhitzung verhindert
- wirkt wärmeentziehend, wenn sie öfter gewechselt werden
- sinnvoll zur Reinigung des Körpers und bei Fieber

2. warm, heiß:

- wirkt wärmezuführend
- zur Förderung der Durchblutung und des Stoffwechsels an der behandelten Stelle

Temperatur des Wassers:
Bei kalten Wickeln: 5°–10°C, evtl. bis 15°C, außer bei Fieberpatienten (hier sollte die Temperatur des Wickels max. 3°C kälter sein, als die Körpertemperatur des Patienten)
Bei warmen Wickeln: ca. 50°C

Zu beachten:

- Keine Zugluft, Fenster sollten geschlossen sein.
- Zimmertemperatur sollte 22°–24°C betragen.
- Wickel rasch anlegen, daher vorher die Tücher bereitlegen.
- Wickel sollte eng anliegen, damit keine Verdunstungskälte entsteht.
- Kind während der Therapie nicht alleine lassen.
- Wenn der Wickel unangenehm wird, sofort abnehmen.
- Nach Abnahme des Wickels das Kind sofort abtrocknen und anschließend ruhen lassen (mind. 30 Min.).
- Kalte Wickel dürfen nur auf warme Körperstellen angelegt werden; fröstelt das Kind, sofort abnehmen.

Umschläge und Wickel bestehen immer aus 3 Lagen:

1. innere Lage: dünnes Baumwoll- oder Leinentuch (liegt direkt auf der Haut)
2. mittlere Lage: Baumwoll- oder Leinentuch (sollte die 1. Lage überlappen)
3. Abschluss-Lage: dickes Baumwoll- oder Flanelltuch, wie z. B. Decke o. ä. (sollte die 2. Lage überlappen)

Als Baumwoll- oder Leinentuch verwendet man Waschlappen, Geschirrtücher, Handtücher, Baumwollwindeln oder auch Bettlaken. Zum besseren Erhalt der Wärme kann man zum Abschluss ein Kirschkernsäckchen oder eine Wärmflasche auflegen.
Die Dauer und Temperatur eines Wickels sind unterschiedlich und bei den jeweiligen Wickel-Anleitungen angegeben.
Auflagen werden direkt aufgelegt. Hier muss die 3-Lagen-Regel nicht befolgt werden.

TIPP:

Manchen Kindern muss der Wickel erst schmackhaft gemacht werden. Legen Sie ihn zuerst der Puppe um. Erklären Sie dem Kind das Vorgehen und die gewünschte Wirkung.
Versprechen Sie ihm das Erzählen einer Geschichte während der Einwirkzeit (Beispiel: nächste Seite).

Die Geschichte vom Wickelmännlein

Es war einmal ein kleiner Junge namens Tim.
Er hatte im Wald gespielt und sich dabei verirrt. Er suchte den Weg zurück, wusste aber nicht mehr, wie er nach Hause kommen konnte. Tim geriet immer tiefer in den Wald hinein.
Es dämmerte schon und wurde immer kälter. Nun fing es auch noch zu regnen an.
Völlig durchnässt, müde, hungrig und zitternd vor Kälte setzte sich der Junge auf den Waldboden.
Wie sahen die Bäume plötzlich fremd und bedrohlich aus!
Musste er nun die ganze Nacht hier in diesem Wald bleiben? Bei diesem Gedanken fing Tim bitterlich zu weinen an.
Plötzlich knackte es zwischen den Bäumen. Tim erschrak fürchterlich!
Ein kleines Männlein mit einer noch kleineren Laterne kam auf ihn zugestapft. Tim erkannte im hellen Schein des Lichtes ein kleines Wesen mit einem lustigen Gesicht.
„Wer bist du?“, wunderte sich Tim und machte große Augen. „Ich bin Wicki, das Wickel-Männlein. Ich bin ein Kobold und wohne hier im Wald. Was machst du denn hier ganz alleine?“
Tim erzählte sein Leid und Wicki sagte ruhig zu ihm: „Komm mit, ich zeige dir den Weg“.
Dankbar folgte der Junge dem lustigen Männlein, das ihm mit einem hellen Schein durch den Wald vorausstapfte. Wie froh war Tim. Die Bäume wirkten nun wieder vertraut und nickten ihm freundlich zu. Bald war der Bub mit seinem neuen Freund zu Hause.
Daheim schloss die Mutter ihren kleinen Schatz in die Arme. Sie hatte sich schon große Sorgen gemacht. Tim hustete und hatte furchtbar kalte Hände und Füße. „Kind, du musst sofort ins Bett“, sagte sie beunruhigt.
„Einen Wickel musst du machen“, piepste Wicki und tanzte fröhlich im Zimmer herum. „Komm mit, ich zeig dir, wie man das macht!“ Schon flitzte das lustige Wesen in Küche und Bad umher und suchte die nötigen Zutaten zusammen.
Die Mutter machte nun gemeinsam mit dem Wickel-Männlein einen Kartoffel-Wickel zum Wärmen und gegen den Husten. Dazu zauberte Wicki einen feinen Tee aus Thymian.

Tim hatte sich erkältet und bekam hohes Fieber. Wicki saß an Tims Bett und wich nicht von seiner Seite. Er machte es sich auf Tims Kopfkissen bequem und verscheuchte die schlechten Fieberträume.
Er gab der Mutter Anweisungen für kühlende Wadenwickel und zeigte ihr, wie sie aus Kräutern einen feinen Tee kochen konnte. Tim erzählte er lustige Geschichten aus dem Wald, von seinen Freunden den Kräuterelfen und den Wurzelmännlein und den Zwergendoktoren in der Wichtelklinik.
Am nächsten Tag fühlte sich Tim bereits viel besser und konnte schon mit Wicki spielen. Mit lustigen Witzen und Luftkunststückchen brachte er Tim den ganzen Tag zum Lachen. Die Zeit verging wie im Flug.
Abends bekam Tim noch einen Brustwickel, den das Wickel-Männlein gleich selbst anlegte. „Damit dich der Husten nicht aufweckt und du schön träumen kannst!", sagte Wicki.
So half das Wickel-Männlein Tim gesund zu werden. Als die Krankheit wieder verschwunden war, verabschiedete sich Wicki mit den Worten: „Ich komme wieder, wenn du das nächste Mal krank bist."

Die Geschichte kann auf die persönlichen Umstände zu Hause angepasst werden. Vielleicht wird das Wickel-Männlein auch zu einer Fee oder einem anderen Fantasiewesen.

Wickel, Kompressen und Auflagen sind altbewährte Hausmittel, die seit vielen Jahren angewendet werden. Um eine effektive Wirkung zu erzielen, ist es wichtig, bestimmte Dinge zu beachten.

Bevor Sie einen Wickel bereiten, lesen Sie bitte nachfolgende Tipps:

- Während der Anwendung von Wickeln immer **ruhen und entspannen**. So kann der Wickel seine Wirkung am besten entfalten.
- Nach einer Wickel-Anwendung sollte der Patient mindestens noch **30 Minuten ruhen**, damit der Wickel nachwirken kann. Die günstigste Zeit für Wickel ist am Abend vor dem Schlafengehen.
- Kinder mögen Wickel sehr gern, wenn man ihnen dabei Geschichten vorliest. Oft hilft auch vorheriges Üben mit Geschwistern oder Teddy.

- Wickel nicht bei leerem Magen auflegen, unmittelbar vorher aber auch nicht essen oder als Erwachsener rauchen, Kaffee oder Alkohol trinken.
- **Achtung:** Kalte Wickel nie auf kalte Haut legen. Die Haut muss dann erst angewärmt werden, sonst schaden Wickel mehr, als sie nützen.
- Kalte Wickel nur bei warmen Füßen anwenden.
- Wärmestauende und heiße Wickel dürfen **niemals bei akuten Entzündungen** angewandt werden, z. B. bei heißen und geschwollenen Gelenken.
- Feuchte Wickel **niemals mit Plastikfolie** oder Gummi abdecken. Das unterdrückt die Ausscheidung und macht den Wickel unwirksam.
- Wickel immer glatt auf die Haut auflegen. Luftblasen verhindern eine gleichmäßige Erwärmung.
- Wickel immer mit **drei Tüchern** durchführen: innen ein feuchtes Leintuch, in der Mitte ein trockenes Zwischentuch und außen ein Wolltuch. Nur Baumwolle- oder Leinentücher verwenden.
- Die Wirkung eines Wickels kann durch ein abschließend aufgelegtes **Dinkel- oder Kirschkernkissen** (evtl. erwärmt) oder auch durch eine Wärmflasche unterstützt werden.
- In der Naturheilkunde wird zur Bereitung eines Tees bzw. Absuds oder zur Erwärmung des Dinkel- und Kirschkernkissen **niemals die Mikrowelle** verwendet.
- Den Wickel nimmt man sofort ab, wenn er unangenehm wird oder wenn sich ein Brennen, Kribbeln o. ä. einstellt.

Augentrost-Auflage

Anwendung: Augenentzündungen mit allergischer oder entzündlicher Art, Überanstrengung der Augen (z. B. durch Bildschirmarbeit, Fernsehen, Lesen)

Zubereitung:

½ TL Augentrost-Kraut in ¼ l kaltes Wasser geben, erwärmen und 5 bis 10 Min. kochen. 2–3 Min. ziehen, dann erkalten lassen. Watte-Pads darin eintauchen und auf die Augen legen. Bei kleinen Kindern kann man die Augen auch damit auswaschen. Zusätzlich kann man 1 Tasse des Tees mit 1 TL Honig gesüßt trinken.

Beinwellmehl-Umschlag

Anwendung: Knochen-, Sehnen-, Muskelschmerzen, Sportverletzungen, Muskel-, Nerven- und Sehnenscheidenentzündungen

Zubereitung:

50–100 g pulverisierte Beinwellwurzel mit sehr heißem Wasser zu einer zähen Paste verrühren und einige Tropfen Salatöl (z. B. kaltgepresstes Olivenöl oder Distelöl) dazugeben.

Diese Paste streicht man – so warm wie möglich – auf die schmerzende Stelle (ca. 2–3 cm dick), deckt sie mit einem Baumwoll- oder Leinentuch ab und umwickelt den Umschlag mit einem Frotteehandtuch. Zum besseren Fixieren ist es hilfreich, darüber eine elastische Binde zu wickeln.

Diesen Umschlag lässt man über Nacht einwirken.

Um die Wärme besser zu halten, kann man evtl. noch ein Kirschkern- oder Dinkelkissen unter das Frotteehandtuch geben.

Bienenwachs-Auflage

Anwendung: Bronchitis, Reizhusten, Lungenentzündung, wirkt hustenreizstillend, entzündungshemmend und schleimlösend. Besonders hilfreich in der Nacht

Zubereitung:

Man taucht ein Baumwolltuch in flüssiges Bienenwachs und lässt es erkalten. Bei Bedarf kann man mit dem Föhn die so entstandene Platte erwärmen und auf die Brust auflegen. Darüber gibt man ein erwärmtes Dinkel- oder Kirschkernsäckchen um die Wärme länger zu erhalten. (Fortsetzung: nächste Seite)

Vorsicht: Für die Bereitung einer Bienenwachs-Auflage darf nur rückstandsfreies Bienenwachs verwendet werden, da sonst die chemischen Rückstände über die Haut in den Organismus gelangen. Sicherer ist der Bezug einer Auflage aus kontrolliert biologischem Anbau. Hier garantiert der Hersteller die Rückstandsfreiheit. Diese Auflage kann über die Fa. Natürlich & Sinnvoll bezogen werden (Adresse im Anhang).

Bockshornklee-Auflage

Anwendung: Nervenschmerzen, Ischialgie, Drüsenschwellungen, Furunkel, Abszesse, offene Beine, Hämorrhoiden

Zubereitung:

1 EL gemahlene Bockshornsamen mit etwas abgekochtem, heißem Wasser zu einem dicken Brei verrühren. Brei auf ein Mull-Läppchen streichen. So warm wie möglich auf die betroffene Stelle legen. 15–20 Min. einwirken lassen, mehrmals täglich erneuern (auch nach dem Aufgehen des Eiterherdes). So lange durchführen, bis die Hautoberfläche wieder glatt und weich ist.

Eisenkraut-Kompresse (= Ysop)

Anwendung: Abszesse, Furunkel, Geschwüre

Zubereitung:

1 EL getrocknetes Eisenkraut wird – in einem Mullsäckchen – für 3 Min. in Wasser aufgekocht. Das Mullsäckchen so warm wie möglich für ca. 1 Std. auf die betroffene Stelle legen.

Heublumen-Wickel

Anwendung: Gelenkrheumatismus, Gicht, Grippe und Erkältungskrankheiten, Masern, Schüttelfrost

Zubereitung:

1 kg Heublumen mit 3–5 l kaltem Wasser übergießen, kurz aufkochen, 15 Min. ziehen lassen. Nach dem Ziehen durch ein Tuch abseihen. In die abgeseihte Flüssigkeit ein großes Leinentuch oder ein Baumwollnachthemd mind. 10 Min. eintauchen, auswringen und den Kranken damit von den Füßen bis unter die Arme einwickeln. Zur besseren Wirkung sollte der Kranke im vorgewärmten Bett liegen. Wickel nach 2 Std. abnehmen.

Heublumen-Auflagen/Umschläge

Anwendung: Blähungen, Darm- und Bauchkoliken, Knochen- und Gelenkerkrankungen, Rückenschmerzen, Insektenstiche

Zubereitung:

Wie oben beschrieben, es reichen aber 150 g Heublumen auf ½ l Wasser. Um die Wirkung zu erhöhen, kann man zusätzlich noch abgeseihte Heublumen auf das Leinentuch geben. Wickel alle 1–2 Std. wechseln.

Ingwer-Auflage

Anwendung: Husten, Bronchitis, Verschleimung, Muskel- und Gelenkschmerzen; fördert Durchblutung der Haut

Zubereitung:

3 EL pulverisierte Ingwerwurzel in ½ l heißes Wasser einrühren. Baumwolltuch darin einweichen, gut ausdrücken. Warmes Tuch auflegen und mit Frottee-Handtuch abdecken.

Evtl. noch ein heißes Dinkelkissen darüber legen. Mindestens eine Std. aufliegen lassen, wenn möglich auch länger.

Kartoffel-Wickel

Anwendung: Muskelverspannung, Muskelschmerzen, Husten, Bronchitis (schleimlösende Wirkung)

Zubereitung:

4–5 Kartoffeln schälen und weich kochen. Heiße Kartoffeln in ein Geschirrtuch legen, Tuch zusammenlegen und Kartoffeln im Tuch zerquetschen. So heiß wie möglich auf die schmerzende Stelle legen. Frottee-Handtuch darüber, alles mit einer Wolldecke abdecken. Wickel abnehmen, wenn er erkaltet ist. Danach ca. 1 Std. Ruhe!

Bei starkem Husten kann man vor der Auflage des Wickels die Brust mit Eukalyptus-Balsam o. ä. einreiben.

Lehm-Umschlag

Anwendung: Verbrennungen und Sonnenbrand, Gürtelrose, Verstauchungen, Prellungen, Zerrungen

(Zubereitung: nächste Seite)

Zubereitung:
5 EL weißen oder roten Ton mit abgekochtem Wasser zu Brei rühren. Auf die betroffene Stelle kalt auftragen, mit einem Baumwolltuch abdecken, evtl. mit einer Mullbinde befestigen. Bei Verbrennungen nach ca. 20 Min. erneuern, ansonsten erst, wenn der Lehm getrocknet ist.

Leinsamen-Kompresse
Anwendung: Schnupfen, Nasennebenhöhlenentzündung, Husten und Bronchitis, Lebererkrankungen, Gerstenkorn
Zubereitung:
Ca. 50 g Leinsamen (gemahlen) mit etwas Wasser (1 Teil Leinsamen, 2 Teile Wasser) zum Kochen bringen. Den noch warmen Brei fingerdick auf ein Tuch streichen (wie ein Paket formen) und auf die betroffene Stelle legen. Die Auflage bleibt bis zum Erkalten liegen und kann nach ca. 1 bis 2 Std. erneuert werden.

Muskat-Wickel
Anwendung: Reizhusten, krampfartiger Husten
Zubereitung:
Ungesalzenes Schweineschmalz oder Vaseline dick auf einen Leinenlappen auftragen, ½ TL Muskatnuss-Pulver darauf verteilen und gut einstreichen. Den Muskat-Fett-Lappen auf die Brust legen und mit einem Wollschal umwickeln. Über Nacht einwirken lassen. Er kann jeden 2. Tag angewendet werden.

Quark-Wickel
Anwendung: Epikondylitis, Tendovaginitis, rote und heiße Gelenke, Schwellungen, Rötungen, Halsschmerzen, Insektenstiche
Zubereitung:
Magerquark (Zimmertemperatur) ca. 1 cm dick auf ein Baumwolltuch streichen und auf die betroffene Stelle legen. Frischhaltefolie darüber und mit einem Frottee-Handtuch abdecken. Wickel nach ca. 2–3 Std. abnehmen, evtl. über Nacht einwirken lassen. In Akutphasen kann der Wickel 2 x pro Tag aufgelegt werden.
Beachte: Halsschmerzen: Wirbelsäulenbereich freihalten
Gelenkschmerzen: 2 Tropfen Angelikaöl zugeben
Insektenstich: 2 Tropfen Lavendelöl zugeben

Retterspitzwickel

Retterspitz enthält verschiedene, sich harmonisch ergänzende Inhaltsstoffe wie z. B. Rosmarinöl. Orangenblütenöl und vor allem Thymol (=Kampfer des Thymianöls).

Thymol weist u. a. folgende Eigenschaften auf:

- Entzündungshemmend
- Stark desinfizierend (antibakteriell und antiviral)
- Schmerzlindernd
- Antioxidative Wirkung

Der Retterspitzwickel wird kühl aufgelegt. Die Haut und der Anwender frieren kurzzeitig durch den Kältereiz. Durch die gesteigerte Durchblutung wird der gewickelte Bereich dann allerdings erwärmt. Die Hauttemperatur steigt und die Extrakt-Stoffe werden freigesetzt. Es entsteht die typische Retterspitz-Dunstatmosphäre.

Anwendung:

Hals- oder Gelenkwickel: Prellungen, Zerrungen, Verstauchungen, Blutergüsse, Schmerzen im Gelenkbereich nach Belastungen oder Operationen, zum Abschwellen und Verheilen der Narbe, Meniskusbeschwerden, Hals- und Nackenschmerzen, bei Erkältungen, stumpfe Verletzungen am Kopf, Kopfschmerzen und Migräne

Wadenwickel: Fieber, Verletzungen im Schienbein- und Wadenbereich, Wassereinlagerungen in den Beinen nach Belastung oder während der Schwangerschaft, Unterleibsbeschwerden, Operationsnarben

Brustwickel: Brustentzündung (möglichst frühzeitige Behandlung, gestillt werden kann weiterhin)

Kopfhaube: Migräneanfälle, Hals-Nacken-Traumata, Verspannungen

Zubereitung:

Ca. ⅛ bis ¼ l Retterspitz „äußerlich“ mit frischem Leitungswasser (ca. 15° C) im Verhältnis 1:1 (in einer Schüssel) mischen, das Innentuch des Wickels damit befeuchten und auf die betroffene Stelle legen, Zwischen- und Außentuch darüberlegen. Den Wickel liegen lassen, bis er getrocknet ist, bei Bedarf auch über Nacht.

Wichtig:

- Die Retterspitz-Dunstatmosphäre kann nur entstehen, wenn das Innentuch nicht zu nass ist und der Wickel dreilagig und faltenfrei angelegt wird.
- Nicht anwenden, wenn der Kranke unterkühlt ist, da ein Retterspitzwickel grundsätzlich einen Kühlungseffekt hervorruft.
- Bei sehr empfindlichen Kindern kann man das Mischungsverhältnis verdünnen (bis 1:7)

Schweineschmalz-Wickel

Anwendung: Bronchitis, Lungenentzündung, Reizhusten

Zubereitung:

Schweineschmalz (Zimmertemperatur) direkt auf die Brust auftragen und mit dem Innentuch abdecken. Darüber Zwischentuch und Abschlusstuch geben und evtl. mit einem erwärmten Dinkel- oder Kirschkernkissen (oder auch Wärmflasche) abdecken.

Senf-Auflage

Vorsicht, reizt sehr stark!

Anwendung:

Atembeschwerden, Bronchitis, Sinusitis (Wickel kann im Nasen-Nebenhöhlen-Bereich aufgelegt werden), Gelenk- und Muskelschmerzen (wenn Wärme Linderung bringt)

Zubereitung:

1. Möglichkeit:

Geschirrtuch ausbreiten, darauf 2 Küchentücher (Zewa) legen; darauf eine Hand voll gemahlene Senfsaat (Semon canapis) geben. Tuch zusammenfalten und darüber kochendes Wasser gießen, bis das Tuch gut durchgeweicht ist. So heiß wie möglich auflegen, Frottee-Handtuch darüber legen.

Die Auflage abnehmen, wenn es dem Patienten heiß wird.

Diese Auflage immer unter Aufsicht anwenden!

2. Möglichkeit (für Kinder besser geeignet):

20 g Senfsaatmehl (Semon canapis) in 1 l warmes Wasser einrühren. Großes Mulltuch darin eintauchen, leicht auswringen, dann sofort auflegen. Mit einem Frottee-Handtuch abdecken.

Diese Auflage kann länger liegen bleiben.

Zitronenwickel (Gut bei Kindern anzuwenden)
Anwendung: beginnende Halsentzündung, Heiserkeit, wenn Wärme gut tut
Wirbelsäulenbereich nicht einwickeln!
Zubereitung:
1. Möglichkeit: Saft von ½ Zitrone in heißes Wasser geben. Baumwolltuch eintauchen, gut auswringen.
2. Möglichkeit: Zitrone in nicht zu dicke Scheiben schneiden und in ein Geschirrtuch legen. Tuch über der Zitrone zusammenfalten und mit kochendem Wasser tränken (nicht tropfnass!). Mit einem Löffel die Zitrone ins Tuch quetschen. Wickel so warm wie möglich um den Hals legen, Schal darüber.
Nach ca. 5 Min. verspürt der Patient ein leichtes Brennen, dann Wickel abnehmen. Bei Kindern kann diese Reaktion früher eintreten.

Zwiebelwickel und Zwiebelsäckchen
Anwendung: Ohrenschmerzen, Ohrenentzündung, Bronchitis
Zubereitung:
Eine Zwiebel schälen und würfeln, die Würfel ohne Fett in einem Topf andünsten oder über Dampf erhitzen. Bei Ohrenschmerzen die Zwiebeln in ein Baumwollsäckchen oder Waschlappen füllen, bei Bronchitis auf ein Baumwolltuch geben und dann auf die Brust legen.

Wadenwickel

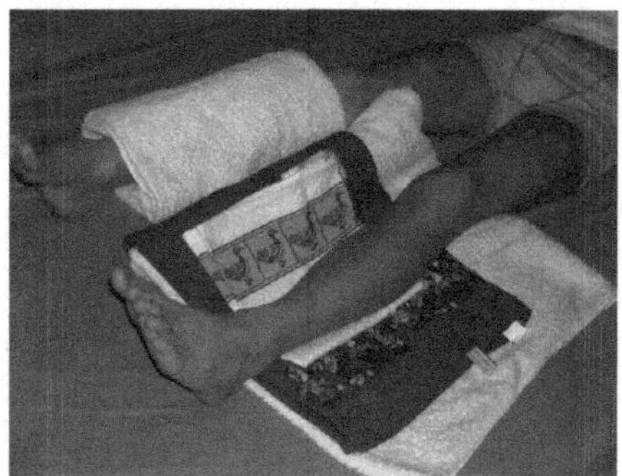

Anwendung: Fieber (Darf nur angewendet werden, wenn der Patient warme Füße hat. Solange das Kind kalte Füße hat, evtl. die Wickel als Pulswickel am Handgelenk anwenden.)

Zubereitung:

Einen Leinenlappen in kaltes Wasser eintauchen und beide Waden damit einwickeln. Wichtig ist, dass der Fuß nicht mit eingewickelt wird. Damit die Füße warm bleiben, sollte der Patient Socken anziehen. Wenn sich der Wickel erwärmt hat, erneuern.

Achtung: Das Wasser für den Wickel sollte ca. 3°C kälter sein, als der Patient Fieber hat. Bei einem zu kalten Wadenwickel kann es zu erheblichen Kreislaufbeschwerden kommen.

Essig-Umschläge/Essigstrumpf

Anwendung:

Einschlafstörungen, wechselnder Puls, Fieber

Zubereitung:

Essigstrumpf: Auf ¼ l zimmerwarmes Wasser 2–3 EL Essig geben, Baumwollkniestrümpfe einweichen, kurz auswringen und anziehen. Beide Beine mit einem Wolltuch einwickeln.

Bei Einschlafstörungen Strümpfe nach ca. 1 Std. ausziehen. Bei Fieber Strümpfe wechseln, wenn sie warm geworden sind.

Essig-Umschlag: (bei Herzirritationen mit wechselndem Puls) 2 EL Balsamessig auf 1 l kaltes Wasser. Ein Baumwollhandtuch darin einweichen und auf die Brust in Herznähe legen. Wolltuch darüber und 1 Std. einwirken lassen.

Die häufigsten Erkrankungen im Kindesalter und Behandlungsvorschläge

Für Kinder die, das in den Dosierungsangaben angegebene höchste Alter überschreiten, gelten die Angaben für Erwachsene.

Abwehrschwäche

- Vollwerternährung (fleisch- und zuckerfrei)
- Zink (z. B. Zinkorot Tabl.)
- Schwarzkümmelöl Kps. (z.B. Immerfit Kps.)
- Viel trinken (je nach Alter bis 2 l/Tag), am besten Kräutertees.
- Viel Bewegung an der frischen Luft
- Pascoleucyn Tropfen (Fa. Pascoe)

Akne

- Täglich Gesichtsdampfbäder (Kräuter: Kamille, Arnika, Salbei, Lavendel), evtl. auch Auflagen
- Maske mit Luvos-Heilerde (mit Brennnessel-Tee zu Brei verrühren)
- Ernährung: schweinefleisch- und zuckerfrei
- Zink
- Vitamin E, Schwarzkümmelöl
- Blutreinigungstee: 50 g Stiefmütterchen, 25 g Brennnesselkraut, 25 g Holunderblätter und 15 g Klettwurzeln mischen, davon 14 Tage lang täglich 1–2 Tassen trinken.

Allergien

- Allgemeine Maßnahmen je nach Beschwerdebild siehe unter Heuschnupfen oder Sonnenallergie
- Arzneimittel bei allergischer Komponente: Pasc-allerg Tabletten (stdl. Gabe)
- Hilfe bei akut allergischer Reaktion: Calcium Brausetabletten, Lymphomyosot (Fa. Heel) (stdl. Gabe, abwechselnd mit Pasc-allerg Tabletten), Histamin Injeel Ampullen (bei Bedarf 1 Amp. trinken), sehr viel Mineralwasser trinken (zur Anregung der Ausscheidung)

Asthma

Lungenfachärztliche Behandlung angeraten!

- Bei beginnenden Atembeschwerden: Quarkwickel oder Zitronen-Brustwickel, Senfmehl-Fußbad
- Krampflösender Tee: 25 g Holunderblüten, 20 g Huflattichblätter und 5 g Fenchelfrüchte
- Schleimlösender Tee: 30 g Huflattichblätter und 30 g Spitzwegerich
- Kurbehandlungen mit Schwarzkümmelöl (z. B. Immerfit) für die Dauer von ca. 6 Wochen (2–4 x/Jahr)
- Abwehrsystem stärken.

Bauchschmerzen

Andauernde Bauchschmerzen immer durch den Kinderarzt abklären lassen!

Vorsicht: Kleinkinder projizieren auch Kopf- oder Rückenschmerzen in den Bauch!

- Kümmel- oder Anissäckchen
- Kamille-Wickel
- Viburcol Zäpfchen (Fa. Heel)
- Spascupreel Zäpfchen, bei Bedarf ein Zäpfchen verabreichen
- Oder Spascupreel Tabletten, bei Bedarf 1 – 2 Tabletten; ggf. alle 15 Min. eine ½ bis 1 Tablette (bis zu 2 Stunden lang)

Bindehautentzündung

- Augentrost-Auflage (Zubereitung siehe Kapitel "Umschläge und Wickel")
- Wala Euphrasia Augentropfen mehrmals täglich, Euphrasia D4 Glob., im Akutfall alle 30 Min. 1–5 Glob. (Säuglinge 1 Glob., Kleinkinder 2 Glob., Schulkinder 3 – 4 Glob., Erwachsene 5 Glob)

Blasenentzündung

Blasenentzündungen bei Kindern sollten immer durch den Kinderarzt diagnostiziert werden!

- Sitzbad mit Haferstroh oder Schachtelhalm oder Heublumen-Wickel (siehe Kapitel „Bäder“ und „Umschläge und Wickel“)

- Tee: 20 g Brennnessel, 10 g Holunderbeeren und 10 g Schlüsselblumen mischen, 1 TL der Mischung mit ¼ l kochendem Wasser übergießen, 3 Min. köcheln lassen, abseihen, täglich 1 Tasse trinken.
- Akutur Tropfen (Fa. Pekana), stdl. Gabe

Akute Bronchitis

Untersuchung erforderlich!

- Keine Milchprodukte
- Ingwer-Auflage oder Quark-Wickel
- Teemischung: Spitzwegerich, Huflattich, Anis und Lungenkraut (Zubereitung siehe Kapitel „Wie werden Kräuter angewendet?") oder Lungentee (siehe Kapitel „Rezepte für Teemischungen")
- Pascoleucyn Tropfen
- Bronchobini Globuli (Dosierung siehe Seite 23)
- Inhalation mit Eukalyptus, Einreibung d. Brustkorbes
- Bromelain Tabletten (z.B. Fa. Wiedemann Proteozym)

Chronische Bronchitis

- Allergien ausschließen
- Keine Milchprodukte (bis Besserung der Beschwerden)
- Lymphomyosot, Husteel und Traumeel Tropfen mischen, Dosierung je nach Alter 3 x täglich 5–20 Tropfen von der Mischung geben
- Zink und Vitamin C
- Echinacea purpurea D2 DHU Globuli, über 1–2 Wochen 3 x täglich
- Teemischung: Spitzwegerich, Huflattich, Johanniskraut, Schafgarbe (Zubereitung siehe Kapitel „Wie werden Kräuter angewendet?")
- Schwarzkümmelöl Kps. (kurmäßige Anwendung)

Spastische Bronchitis

(zusätzlich)

- Droperteel Tabletten
- Senfwickel anstelle o. g. Wickel

Drei-Monats-Koliken o. ä. beim Säugling

Vorherige diagnostische Abklärung erforderlich!

- Flaschenmahlzeit mit Tee (anstelle von Wasser) zubereiten Teerezept: Anis, Fenchel, Kümmel zu gleichen Teilen mischen, 2 TL davon mit ¼ l kochendem Wasser überbrühen, 10 Min. ziehen lassen, abseihen und ungesüßt als Grundlage für Babynahrung verwenden.
- Kümmel- oder Anissäckchen
- Abstand zwischen den Mahlzeiten mind. 4 Std., immer honig- und zuckerfrei
- evt. Kuhmilchallergie! Alternative: Bambinchen 1 oder Bambinchen 2 (auf Ziegenmilchbasis), erhältlich z. B. im Internet unter www.blauer-planet.de
- Cuprum/Tabacum Salbe (Fa. Weleda) oder Kupfersalbe rot (Fa. Wala) auf Bereich zwischen Nabel und Brustbein „einstreicheln" (im Uhrzeigersinn)
- Spascupreel Zäpfchen (1–2 x täglich) oder Tabletten (alle 15 Min. ½ Tablette über 2 Stunden lang)

Durchfall

Wenn länger als 3 Tage andauernd, kinderärztliche Untersuchung erforderlich!

- Flohsamenschalen trocken essen.
- Oder: Getrocknete Heidelbeeren
- Diarrheel Tabletten, bei starkem Durchfall stdl. Gabe, ansonsten 5–6 x täglich (altersabhängig)
- Zusätzliche Anwendungen: siehe Bauchschmerzen
- Viel trinken.
- Teemischung: Kamille, Pfefferminz (Zubereitung siehe Kapitel „Wie werden Kräuter angewendet?")
- Geschälten, roh geriebenen Apfel (½ Std. stehen lassen) löffelweise essen.
- Keine Nahrungszufuhr solange Durchfall besteht, anschließend langsamer Nahrungsaufbau (Reisschleim oder Haferschleim)

Erbrechen

- Arsenicum album D6 (alle paar Min. 1 – 2 Glob. unter die Zunge geben) gegen akutes Erbrechen im Sinne eines Magen-Darm-Infekts;
- nach Besserung des Brechreizes: Flatulini Globuli gegen Magen- und Bauchschmerzen sowie Übelkeit; zusätzlich abends Fortakehl D3 Zäpfchen geben bis die Erkrankung abgeschlossen ist
- Keine Nahrungszufuhr außer Tee, teelöffelweise (Kamille, Anis, Pfefferminz)
- Am nächsten Tag langsamer Nahrungsaufbau

Erkältungskrankheiten

- Ruhe – Wärme – reduzierte Nahrungszufuhr
- Viel trinken.
- Pascoleucyn Tropfen, stdl. Gabe (altersabhängig, bei Kleinkindern stdl. 2–3 Tropfen, bei Jugendlichen stdl. 10 Tropfen)
- Vitamin C und Zink Tabl.
- Tee: Lindenblütentee = schweißtreibend, evtl. Lindenblütenbad oder Heublumenbad

Fieber

- bis 39°C nicht senken (= bestes Mittel gegen Viren), siehe Kapitel „Die Pflege des kranken Kindes“
- Aconitum/China comp Zäpfchen (Fa. Wala); evtl. Aconitum D6 oder Belladonna D6 Globuli zusätzlich bei hartnäckigem Fieber geben (alle 15 Min. 1 Glob. für Säuglinge, 2 Glob. für Kleinkinder, 3–4 Glob. für Schulkinder, 5 Glob. für Kinder ab 12 und Erwachsene)
- Wadenwickel, Retterspitzwickel, Essigstrumpf oder Quarkwickel (siehe Kapitel „Umschläge und Wickel“)
- Teezubereitung: 3 TL getrocknete Zitronenblätter auf ¼ l kochendes Wasser, 10 Min. ziehen lassen, 2 Tassen täglich mit Honig gesüßt oder Fiebertee (siehe Seite 66)

Furunkel

- Bockshornklee-Auflage
- Tee: Lindenblüten und Holunderblüten zu gleichen Teilen mischen (Zubereitung siehe Kapitel „Wie werden Kräuter angewendet?“)
- Cosmochema Kieselsäure Tabletten N
- Traumeel Tropfen (Fa. Heel), evtl. stdl. Gabe

Halsschmerzen

Kinderärztliche Untersuchung erforderlich!

Bei erforderlicher Anitbiotika-Gabe können nachfolgende Therapien begleitend durchgeführt werden:

- Meditonsin und Tonsillopas SL Tropfen (abwechselnd, stdl. Gabe)
- Zitronenwickel oder Quarkwickel
- Tee: Hals- und Rachentee (siehe „Rezepte für Teemischungen“)
- Vitamin C
- Gurgeln mit Salbeitee

Heiserkeit

- Laryngsan Spray (Fa. Opfermann) (bei größeren Kindern und Erwachsenen mehrmals täglich in den Rachen sprühen)
- Kalium bichromicum D12 Glob. (stdl. 1–2 Glob. für Kinder von 6–12 Jahren, 3–5 Glob. für Erwachsene)
- Zitronenwickel oder Quarkwickel
- Gurgeln: Salbei und Fenchel zu gleichen Teilen mischen, Zubereitung siehe Kapitel „Wie werden Kräuter angewendet?“
- Bronchipret-Thymian-Pastillen (Fa. Bionorica)

Heuschnupfen

- Vorbeugung:
  - Schwarzkümmelöl vor Saisonbeginn einnehmen.
  - Fenster tagsüber schließen.
  - Wäsche nicht draußen trocknen.
  - Nach Spaziergang duschen, Haare sorgfältig waschen, getragene Kleidung nicht in der Wohnung aufbewahren.
- Wala Euphrasia Augentropfen
- Luffeel comp. Nasenspray
- Luffeel comp. Tabletten (bei Bedarf stdl. Gabe)

Husten

- Muskat-Wickel
- Retterspitz-Wickel
- Zwiebel-Wickel
- Schmalz-Wickel
- Bienenwachsauflage nach Langohr (über Praxis zu beziehen)
- Monapax-Saft
- Bronchobini, (stdl. Gabe; bei Reizhusten zusätzlich Husteel Tropfen lt. Beipackzettel
- Inhalieren mit Eukalyptus-Öl oder Absud aus Eukalyptus-Blättern (siehe Kräuter-Lexikon, S. 77)

Hyperaktivität

- Nahrungsmittelallergien abklären.
- Phosphat-, zuckerfreie Ernährung, keine Zusatzstoffe
- Gabe von Mineralstoffen und Vitaminen (ideal: vorher austesten)
- Vollwerternährung
- Konzentrationsübung siehe „Konzentrationsstörungen"
- Arzneimittel siehe „Konzentrationsstörungen" *(Therapeut zu Rate ziehen!)*

Insektenstiche

- Vorbeugung:
  - Vitamin B1
  - Essig, Nelkenöl, Zitrone oder Zedernöl auf die Haut auftragen.
  - Tomatenkraut, Geranienblätter, Schafgarbe, Zitronenmelisse
  - Eukalyptusöl in Duftlampe und in Bodylotion (siehe Kapitel „Kleines Kräuterlexikon")
- Zwiebel, Knoblauch oder Quark auflegen.
- Umschlag mit Ringelblumen (siehe Kapitel „Kleines Kräuterlexikon")
- Schüssler Salze Nr. 8 (Natrium chloratum) zerdrücken, mit Wasser zu Brei rühren und auftragen, zusätzlich 1 Tabl. einnehmen, bei starker Anschwellung Proteozym Tablette einnehmen.

Juckreiz

- Retterspitzwickel, evtl. über Nacht (Retterspitz gibt es in der Apotheke zu kaufen, unverdünnt anwenden.)
- Stiefmütterchen-Wickel: Absud: 2 TL Stiefmütterchen mit ¼ l kochendem Wasser überbrühen, 10 Min. ziehen lassen, dann abseihen. Wickel kalt oder warm auf die betroffene Stelle legen.
- 35 g Ekzevowen Derma Creme, 80 g Penatencreme und 80 g Vaseline mischen und die betroffene Stellen einreiben.
- Lymphomyosot Tropfen und Schwef Heel Tropfen mischen, im Akutfall stdl. Gabe.
- Viel trinken, auch Stiefmütterchentee (Zubereitung wie Absud; ungesüßt trinken).

Keuchhusten siehe Kapitel „Die Kinderkrankheiten“

Konzentrationsstörungen

- Oft sind auch Nahrungsmittelallergien vorhanden.
- Ernährung auf Vollwertkost umstellen.
- Zuckerfrei, ohne Zusatzstoffe, vor allem keine Farbstoffe, keine Cola-Getränke
- Gabe von Vitamin C, Zink
- Viel Bewegung und Sport
- Dosiertes Fernsehen!
- Symbioselenkung *(Therapeut hinzuziehen!)*
- Ferrum praeparantum comp. (Fa. Weleda) 3 x 5 Tropfen
- Oder: bei Nervosität: Nervoregin Tabl. (Fa. Pflüger), Dosierung siehe Packungsbeilage
- Rosenelixier (Fa. Wala) 3 x 1 TL
- Konzentrationsübung: Abends im Bett liegend eine Min. lang einen an die Decke gemalten Punkt betrachten. Dabei langsam lernen, alle Gedanken, die diese Betrachtung stören, abzuwehren (Zunächst sehr schwierig, erfordert viel Geduld, bringt erstaunliche Verbesserung).
- Tagesrhythmus, Bett-Geh-Rituale

Lungenentzündung

Kinderärztliche Therapie dringend erforderlich!

- Viel Obst- und Gemüsesäfte trinken.
- Bronchobini Globuli (Dosierung siehe Seite 23), bei Reizhusten zusätzlich Husteel Tropfen
- Vitamin C, Zink
- Bromelain Tabletten 3 x 1–3 x 2 Tabl. (je nach Alter)
- Pascoleucyn Tropfen
- Evtl. Monapax Hustensaft (Fa. Nattermann)
- Lungentee (siehe Kapitel „Rezepte für Teemischungen“)

Lymphdrüsenschwellungen

Vom Kinderarzt abklären lassen

- Bockshornklee-Umschlag
- Teemischung: Lindenblüten und Salbei zu gleichen Teilen mischen, 1 TL auf ½ l kochendes Wasser, 5 Min. ziehen lassen, 1 Tasse täglich trinken.
- Vollwerternährung
- Symbioselenkung (bei wiederholtem Auftreten)
- Lymphomyosot Tropfen 3 x 10 Tropfen (Fa. Heel) oder 3 x 1 Tabl.; evtl. auch stdl. Gabe (altersabhängig)
- Lymphdiaral DS Salbe (Zubereitung einer Salbenkompresse)
- zusätzl. Gabe von Vitamin C und Zink

Masern siehe Kapitel „Die Kinderkrankheiten“

Menstruationsschmerzen bei Jugendlichen

- Teemischung: Gänsefingerkraut und Frauenmantel mischen, Zubereitung siehe Kapitel „Wie werden Kräuter angewendet?“
- Keuschlammfrüchte (z. B. Agnus castus DHU)
- Magnesium
- Sitzbad mit Haferstroh oder Schachtelhalm

Migräne

Schulmedizinisch abklären lassen

- Nahrungsmittelallergie abklären.
- Einreibung mit japan. Heilpflanzenöl oder Eukalyptusöl
- Vitamin A + E Gabe
- Magnesium
- Evtl. Einlauf mit Kamillentee

Milchschorf

- Milchallergie abklären!
- QUISETUM EX Herba W 5% Oleum (Fa. Wala)
- Stiefmütterchentee (siehe Kapitel „Rezepte für Teemischungen“)
- Kinderbad Fa. Töpfer
- Graphites und Schwefheel Tropfen (Fa. Heel) mischen, 3 x 4 Tropfen täglich trinken.

Mumps siehe Kapitel „Die Kinderkrankheiten“

Nabelkolik

Kinderärztliche Diagnostik erforderlich!

- Spascupreel Zäpfchen
- Heublumensäckchen oder -auflagen
- Teemischung: Fenchel, Kümmel und Gänsefingerkraut zu gleichen Teilen mischen (Zubereitung siehe Kapitel „Wie werden Kräuter angewendet?“).
- Magnesium phosphoricum D6 (Im Akutfall 5 Tabl. in etwas warmes Wasser einrühren und trinken.)
- Colocynthis D4 (Dauerbehandlung)

Nasennebenhöhlenentzündung

Kinderärztliche Diagnostik empfohlen!

- Inhalation mit Kamille oder Eukalyptusöl
- Euphorbium comp. Tropfen + Traumeel (Fa. Heel) mischen, stündliche Gabe.
- Euphorbium comp. Nasenspray
- Bromelain Tabl.
- Senf-Auflagen (siehe Kapitel „Umschläge und Wickel“)

Neurodermitis (= endogenes Ekzem)

Die Krankheit eignet sich nicht zur Eigentherapie. Folgendes kann in Absprache mit einem Therapeuten angewendet werden:

- Unbedingt Nahrungsmittelallergie abklären!
- Ernährungsumstellung (Versuch: Kuhmilcheiweiß-frei und Hühnerei-frei); BEACHTE: viele Nahrungsmittel enthalten: Molkepulver, Trockenmilch, Lecithin-D (= aus Hühnerei gewonnen) usw.
- Zuckerfreie Ernährung
- Verzicht auf Nahrungsmittelzusatzstoffe
- Darmsanierung
- Siehe auch „Juckreiz"
- Fidesan Creme (wirkt kühlend, entzündungshemmend und juckreizlindernd), Fa. Fides

<u>Rat und Unterstützung bietet:</u>
Deutscher Neurodermitiker-Bund e.V., Spaldingstraße 210, 20097 Hamburg, Tel. 040/23 08 10, Internet: <u>www.dnb-ev.de</u>

Ohrenentzündungen

- Zwiebelsäckchen (Zwiebel schälen, würfeln, dünsten, in ein Leinensäckchen füllen)
- Watte mit Lavendelöl ins Ohr
- Otovowen Tropfen, stdl. Gabe
- Lymphomyosot Tabl. (stdl. ½ Tabl.) und Pascoleucyn Tropfen (stdl. 5 Tropfen bei Klein- und Schulkindern, Erwachsene stdl. 1 Tablette Lymphomyosot und 10 Tropfen Pascoleucyn)
- Zink, Vitamin C
- Euphorbium comp. Nasentropfen
- Bei wiederholtem Auftreten: *Darmsanierung durch Therapeuten dringend empfohlen!*

Pseudo-Krupp

Kinderärztliche Behandlung erforderlich!

- Feucht-kalte Luft-Zufuhr
- Feucht-nasse Tücher ins Zimmer
- Wasser verdampfen (mit Eukalyptus-Öl oder Menthol)

- Aconitum D12 (alle 15 Min. 1–5 Glob. unter die Zunge geben); evtl. zusätzlich Spongia D6 alle 15 Min. 1 Glob., wenn Aconitum nicht ausreichend wirkt; Spongia D6 kann vorbeugend am Abend gegeben werden, wenn bereits ein Reizhusten besteht (1 – 3 Glob., für Säuglinge und Kleinkinder, 5 Glob. für Kinder von 4 – 6 Jahren)
- - Plantago Bronchialbalsam (Fa. Wala) auf die Brust auftragen (für Kinder ab 2. Lebensjahr) bzw. Bienenwachsauflage nach Langohr (über Praxis zu beziehen)

Reisekrankheit

- Cocculus Homaccord Tropfen (Fa. Heel) (für Klein- und Schulkinder bis 12 Jahre am Tag vor der Reise 3 x 5 Tropfen, am Reisetag vor der Abreise 5 Tropfen, dann stdl. 2 5 Tropfen); alternativ: Cocculus D 3 Tabl. (Fa. DHU) (Dosierung wie Tropfen: 1 Tablette entspricht 5 Tropfen)
- Nicht lesen beim Autofahren, sondern aus dem Fenster schauen.
- Viel frische Luft (Pausen) während der Reise, wenn möglich auch unterwegs lüften
- Kaugummi kauen.

Röteln siehe Kapitel „Die Kinderkrankheiten“

Scharlach siehe Kapitel “Die Kinderkrankheiten“

Schlafstörungen

- Tee: 1 TL Melissenblätter auf ⅛ l kochendes Wasser, abends 1 Tasse
- Abends nur leichtes Essen
- Zuckerfreie Ernährung, keine Cola-Getränke
- Nervöse Kinder: Neurexan Tabletten (Fa. Heel)
- Baldrian-Säckchen
- Tagesrhythmus, Bett-Geh-Rituale, Gute-Nacht-Geschichte

Schnupfen siehe Erkältungskrankheiten

Sonnenallergie

- Hypericum D3 Tabl. 3–4 x täglich im Mund zergehen lassen.
- 1 Amp. Regasinum antiallergicum (evtl. 3 x 1/Woche) während der Sommermonate
- Halicar Creme
- Vorbeugung! (z. B. mit Beta Carotin, Cardiospermum D3, Acidum hydrofluoricum D12)

Verbrennung

- Kühlen, kühlen, kühlen!
- Wund- und Brandessenz (Fa. Wala) 1:10 verdünnt als Umschlag oder Gel
- Quark-Umschlag
- Causticum D12 Tabl. 1 x 1
- Calendula Salbe

Warzen

- Verintex spag. Kombipack (Tropfen zum Einnehmen und Lösung zum Auftragen auf die Haut)
- Zerquetschte Zwiebel auflegen.
- Vitamin C, Zink
- Magnesium

Windeldermatitis

- Darmmykose abklären (löst oft Windeldermatitis aus)
- Häufig trockenlegen, keine Pflegeprodukte, keine Feuchttücher
- Zum Baden Töpfer Kinderbad
- Rosatum Creme (Fa. Wala)
- Graphites Hom. Tropfen (Fa. Heel) 3 x 3–10 Tropfen (evtl. stdl. Gabe)

Windpocken siehe Kapitel „Die Kinderkrankheiten“

Zahnkaries

(Zahnärztliche Therapie erforderlich!)

- Calcium fluoratum D3 Globuli und Silicea D 11 Globuli (Fa. DHU), je 3 x täglich 3–10 Glob. (Kinder von 3 bis 10 Jahren); ältere Kinder und Jugendliche jeweils 3 x 15 Glob. D-
- Fluoretten 500/1000 Tabletten
- Homöopath. Zusatzbehandlung evtl. mit Calcium fluoratum oder Calcium phosphor.

Zahnungsbeschwerden

- Gekühlter Beißring
- Eibisch- oder Kalmuswurzel kauen.
- Dentinox-Gel
- Dentin-Gastreu R 35 (Fa. Dr. Reckeweg)
- Iso Bicomplex 30 (Fa. Iso), Dosierung: 2 x 1 Tablette während der Zahnungsdauer; im Akutfall Kombination mit Difoss spag. Pekana N Globuli (im Akutfall alle 15 Min. 1 Glob.)
- Viburcol Zäpfchen

Zuckerkrankheit

- Teemischung zur unterstützenden Behandlung: Bohnenschalen, Heidelbeerblätter, Walnussblätter, Löwenzahnblätter mischen, Zubereitung: 2 TL der Mischung mit ¼ l kochendem Wasser überbrühen, 10 Minuten ziehen lassen, abseihen und ungesüßt täglich ca. 3 Tassen trinken.

Die Kinderkrankheiten

Bei allen Kinderkrankheiten sollte der Kinderarzt hinzugezogen werden. Die Diagnose muss von ihm gestellt werden. Die Therapieanweisungen des Kinderarztes sollten unbedingt befolgt werden. Die folgenden Therapieempfehlungen bitte mit dem Therapeuten besprechen.

Keuchhusten

Übertragung: Tröpfcheninfektion, extrem ansteckend

Inkubationszeit: 1–2 Wochen

Symptome: Fieber, Husten, nach 2 Wochen extrem starker Reizhusten, der geprägt ist durch das anschließende „Aufziehen" (= tiefes Einatmen), evtl. Erbrechen

Therapie: schulmedizinisch: Antibiotika-Gabe

Pflegetipps:

- Wenig essen
- Viel trinken
- Keine Milchprodukte
- Viel frische Luft
- Atemluft anfeuchten evtl. mit Eukalyptus
- Mind. 2 x täglich Inhalation (Eukalyptus oder Kamille)
- Bienenwachs-Auflage, feuchtheiße Brustwickel
- Tee: 50 g Huflattich, 200 g Spitzwegerich, 100 g Brennnesselblätter, 100 g Lungenkraut und 50 g Schafgarbe mischen, 2 TL auf ¼ l kochendes Wasser + 1 TL Honig
- Drosera Homaccord Tropfen und Bronchobini Globuli abwechselnd alle Stunde verabreichen (Dosierung siehe Beipackzettel)
- Kupfersalbe rot (Fa. Wala) in Höhe des Brustbeins im Uhrzeigersinn einmassieren

Masern

Übertragung: Tröpfcheninfektion, extrem ansteckend

Inkubationszeit: 10–14 Tage, bereits vor Auftreten der ersten Symptome bis zum Nachlassen des Hautausschlages

Symptome:

- hohes Fieber, Bindehautentzündung, Schnupfen, Bronchitis, Lichtscheuheit
- Grauweißliche Flecken an Mundschleimhaut (bereits vor Ausschlag)
- Verlauf der Flecken von oben nach unten, beginnend als kleine Punkte, verlaufend

Therapie: schulmedizinisch keine Therapie

Pflegetipps:

- Viel Ruhe
- Bei Lichtempfindlichkeit Zimmer verdunkeln
- Wenig Nahrungszufuhr
- Erst ab 39,5°C Fieber senken (Wadenwickel, Fiebertee)
- Viel Trinken, z.B. Frischobst-Säfte, Honigwasser
- Tee: Himbeerblätter, Schafgarbe, Lindenblüten und Spitzwegerich zu gleichen Teilen mischen, 2 TL davon mit ¼ l kochendem Wasser überbrühen, 10 Min. ziehen lassen, abseihen und mit 1 TL Honig süßen. Davon täglich ca. 2–3 Tassen schluckweise und lauwarm trinken.
- Evtl. Salzhemd (bei wenig Ausschlag)
- Gegen Juckreiz der Augen: Kamillentee-Auflagen, Augentrost-Auflagen, Euphrasia Augentropfen (z. B. Fa. Wala)
- Beschwerden lindern (z.B. Inhalieren, Husten-, Nasentropfen)
- Mundspülungen mit Gurgellösung aus Kamille
- Dercut spag. Pekana Lotion (Fa. Pekana) zur äußeren Anwendung
- Umschläge mit Bockshornklee oder Heublumen
- Euphorbium plantaplex Tbl. (Fa. Steigerwald), erst bei Ausschlag geben
- Lymphomyosot Tabletten/Tropfen, Fa. Heel (stündlich 5 Tropfen oder ½ bis 1 Tabl.)
- Mercurius Solubilis Similiaplex Tabletten (Fa. Pascoe)

Mumps

Gefahr: Hodenschädigung!

Übertragung: Tröpfchen- und Schmierinfektion extrem ansteckend: bereits 5 Tage vor bis 14 Tage nach Schwellung
Inkubationszeit: 2–3 Wochen
Symptome: Fieber, Kopf- und Gliederschmerzen, meist einseitige Schwellung der Ohrspeicheldrüse
Therapie: schulmedizinisch keine Therapie
Pflegetipps:

- Bettruhe!
- In den ersten Tagen nichts essen
- Viel trinken (frische Obst- und Gemüsesäfte)
- Mundspülung mit Salbei oder Kamille
- Bockshornklee-Auflage oder Umschläge
- Itiresal spag. Pekana Salbe, Lymphdiaral Salbe
- Apis Similiplex R Tropfen 3 x täglich
- Agnus castus Komplex 22 Tropfen (Fa. Nestmann) und Traumeel Tabletten stdl. im Wechsel geben

Röteln

Vorsicht bei Schwangerschaft!

Übertragung: Tröpfcheninfektion, geringe Ansteckung
Inkubationszeit: 2–3 Wochen
Symptome: Fieber, Schnupfen, Bindehaut-Entzündung, später Ausschlag (kleinere Flecken als Masern), Lymphknotenschwellung, evtl. Gelenkbeschwerden
Therapie: schulmedizinisch nur lokale Therapie
Pflegetipps:

- Bettruhe
- Viel trinken
- Ganzwickel (Heublumen)
- Dercut spag. Pekana Lotio, Lymphdiaral Salbe, Bockshornklee
- Tee: Schafgarbe, Malvenblüten und Stiefmütterchenblätter mischen, 2 TL davon mit ¼ l kochendem Wasser überbrühen, 10 Min. ziehen lassen, abseihen und mit 1 TL Honig süßen. Schluckweise 2–3 Tassen täglich trinken.

- Pascoleucyn Tropfen, Belladonna Hom. Tropfen (Fa. Heel), Rhus toxicodendron Similiaplex Tropfen (Fa. Pascoe) stdl. Gabe
- Bei Lymphknotenschwellungen siehe dort

Scharlach

Nachuntersuchung durch Kinderarzt erforderlich, da Rheuma, Herz– und Nierenschädigung möglich!

Übertragung: Tröpfcheninfektion, nicht jeder Angesteckte erkrankt, keine lebenslange Immunität

Inkubationszeit: 3–7 Tage

Symptome: Beginnt mit leichtem Fieber, später Schluckbeschwerden, Kopfschmerzen. Mundschleimhaut und Zunge werden rot, nach einigen Tagen feinfleckiger Ausschlag am Körper (nie im Gesicht)

Therapie: schulmedizinisch: Antibiotikum

Pflegetipps:

- Bettruhe! Keine Reizüberflutung! Evtl. bis zu 3 Wochen
- Wenig Nahrungszufuhr
- Ernährung: viel Obst, Gemüse, Fruchtsaft, Kamillentee, rohkostreich und kochsalzarm
- Viel trinken, vor allem Obst- und Gemüsesäfte
- Heublumen-Wickel
- Fiebersenkende Maßnahmen (Wadenwickel)
- Halswickel
- Tee: Borretsch, Spitzwegerich, Wiesen-Geisbart und Schafgarbe mischen, 2 TL mit ¼ l kochendem Wasser überbrühen, 10 Min. ziehen lassen, abseihen und mit 1 TL Honig mischen. Schluckweise ca. 2–3 Tassen täglich trinken.
- Belladonna Hom. + Mercurius Heel + Traumeel + Arnica Heel Tropfen mischen, stdl. Gabe
- Naturheilkundliche Nachbehandlung sinnvoll um Spätfolgen zu vermeiden!

Windpocken

Übertragung: Tröpfcheninfektion, extrem ansteckend bis letzte Kruste abgefallen

Inkubationszeit: 2–3 Wochen

Symptome: Beginnen mit Fieber, später erste Flecken, die zu Bläschen werden. Nach einigen Tagen eintrocknen, Kruste fällt später ab.

Therapie: schulmedizinisch äußere Therapie

Pflegetipps:

- Viel trinken (Frischobst- und Gemüsesäfte)
- Bei Fieber Bettruhe!
- Nur hohes Fieber senken
- Waschungen mit lauwarmem Essigwasser oder Kamillentee
- Evtl. Mundspülung mit Kamille
- Wecesin Pulver oder Dercut spag. Pekana Lotio mehrmals täglich
- Rhus toxicodendron Similiaplex Tropfen (Fa. Pascoe), Viola tricolor Similiaplex Tropfen (Fa. Pascoe), Pascoleucyn Tropfen (evtl. mischen und stdl. Gabe)

Windpockenvirus kann später als „Gürtelrose“ wieder aktiv werden

Rezepte für Teemischungen

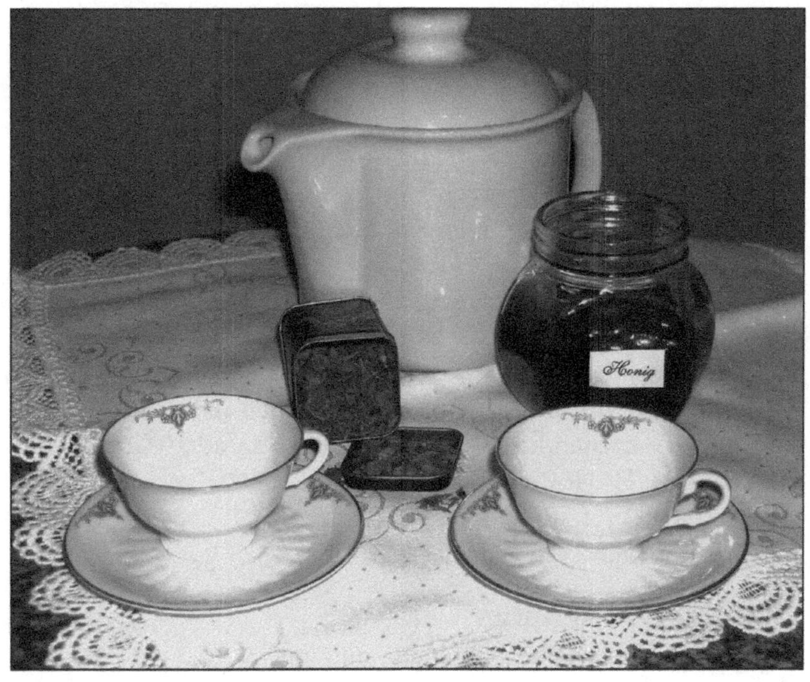

Grundsätzliches: Bei Diabetikern kann Honig durch Diabetikersüße ersetzt werden.

Abszess- und Furunkeltee

Zubereitung:
1 EL Lindenblüten und 1 EL Holunderblüten mischen und mit ¼ l kochendem Wasser überbrühen. 10 Min. ziehen lassen und abseihen.
Anwendung:
Ungesüßt täglich 2–3 Tassen trinken

Asthmatees

Krampflösender Tee:
Zubereitung:
25 g Holunderblüten, 20 g Huflattichblätter und 5 g Fenchelfrüchte mischen. 2 TL davon mit ¼ l kochendem Wasser überbrühen und 10 Min. ziehen lassen. Mit 1 TL Honig süßen.
Anwendung:
Bei Bedarf 1 Tasse trinken, evtl. auch mehrmals täglich.
Schleimlösender Tee:
Zubereitung:
30 g Huflattichblätter und 30 g Spitzwegerich mischen. 2 TL davon mit ¼ l kochendem Wasser überbrühen und 10 Min. ziehen lassen. Mit 1 TL Honig süßen.
Anwendung:
Mehrmals täglich 1 Tasse trinken

Blasentee-Mischung

(bei akuten Blasen- und Nierenentzündungen)
Zubereitung:
2 EL Brennnesselblätter, 1 EL Holunderbeeren und 1 EL Schlüsselblumen mischen. 2 TL der Mischung mit ¼ l kochendem Wasser überbrühen, 3 Min. köcheln lassen und abseihen.
Anwendung:
Mehrmals täglich 1 Tasse mit Honig gesüßt, schluckweise trinken.
(chron. Blasenentzündungen: nächste Seite)

Stranddisteltee-Mischung
(bei chron. Blasenentzündungen)
Zubereitung:
1 TL getrocknete, gemahlene Stranddistel-Wurzel mit ¼ l kochendem Wasser übergießen, 10 Min. ziehen lassen, abseihen.
Anwendung:
3 x täglich je 1 kleine Tasse mit Honig gesüßt trinken.

Blutreinigungstee:

Zubereitung:
50 g Stiefmütterchen, 25 g Brennnesselkraut, 25 g Holunderblätter und 15 g Klettwurzeln mischen. 2 TL der Mischung mit ¼ l kochendem Wasser überbrühen und 10 Min. ziehen lassen. Evtl. mit 1 TL Honig süßen.
Anwendung:
14 Tage lang täglich 1–2 Tassen trinken.

Fiebertees

Zubereitung
3 TL getrocknete Zitronenblätter auf ¼ l kochendes Wasser, 10 Min. ziehen lassen, abseihen.
Anwendung
Täglich 2 Tassen trinken.
oder:
Zubereitung
20 g Anis, 20 g Lindenblüten, 20 g Holunderblüten, 20 g Rosmarin und 1 EL zerstoßene Weidenrinde mischen. 1 EL der Mischung mit ¼ l kochendem Wasser überbrühen, 15 Min. ziehen lassen, mit Honig süßen.
Anwendung:
Davon mehrmals täglich eine Tasse trinken.

Frauentee

Zubereitung

25 g Himbeerblätter mit ½ l Wasser zum kochen bringen, 10 Min. ziehen lassen und abseihen. Mit 1 TL Honig süßen.

Anwendung:

Über den Tag verteilt die gesamte Menge trinken. Die Anwendung sollte schon vor Eintreten der Menstruation beginnen.

Frauentrunk

(bei Menstruationsbeschwerden im Jugendalter)

Zubereitung

45 g Gänsefingerkraut, 30 g Ringelblumen und 30 g Frauenmantel mischen. 1 geh. EL der Mischung mit ¼ l kalter Milch ansetzen, nach 30 Min. erhitzen und 5 Min. ziehen lassen. Abseihen und 1 TL Butter, 2 TL Honig und 1 Prise Zimt zugeben.

Anwendung:

Mehrmals täglich 1 Tasse trinken.

Hals- und Rachentee

(bei Entzündungen im Hals- und Rachenbereich)

Zubereitung

1 EL Bibernellwurzel (gerieben), 1 EL Salbeiblätter, 1 EL Johanniskraut und 1 EL Melissenkraut mischen.

1 EL der Mischung mit ¼ l kochendem Wasser überbrühen, 15 Min. ziehen lassen und abseihen. Mit 1 TL Honig süßen.

Anwendung:

3 x täglich 1 Tasse trinken.

Hustentees

Bei krampfartigem Husten

Zubereitung:

1–2 TL Feldthymiankraut mit ¼ l kochendem Wasser überbrühen, 10 Min. ziehen lassen, abseihen. Mit 1 TL Honig süßen.

Anwendung:

3 x täglich 1 Tasse trinken.

Bei Reizhusten
Zubereitung:
2 EL Thymian, 2 EL Eukalyptusblätter, 1 EL Salbei und 1 EL Holunderblüten mischen. 1 EL der Mischung mit ¼ l kochendem Wasser überbrühen, 10 Min. ziehen lassen, abseihen und mit 1 TL Honig süßen.
Anwendung:
Mehrmals täglich 1 Tasse schluckweise trinken (bis zu 6 x)

Koliktee

(bei Nabel-, Bauch-, Darmkoliken)
Zubereitung
1 EL Fenchel, 1 EL Kümmel und 1 EL Gänsefingerkraut mischen. 2 TL der Mischung mit ¼ l kochendem Wasser überbrühen und 10 Min. ziehen lassen. Abseihen.
Anwendung:
Ungesüßt schluckweise trinken, bei Bedarf mehrmals täglich.

Lungentee

(als Begleittherapie bei Lungenerkrankungen wie z. B. Lungenentzündung)
Zubereitung
2 EL Lungenkraut, 2 EL Eibisch, 2 EL Huflattich und 2 EL Salbei mischen. 2 TL der Mischung mit ¼ l kochendem Wasser überbrühen, 10 Min. ziehen lassen, abseihen und mit 1 TL Honig süßen.
Anwendung:
Mehrmals täglich 1 Tasse trinken.

Lymphtee

(bei Lymphknotenschwellungen)
Zubereitung
30 g Walnussblätter, 30 g Wasserfenchel, 30 g Gundelrebe, 30 g Brunnenkresse und 30 g Löffelkraut mischen. 2 EL der Mischung mit ½ l kochendem Wasser überbrühen, abseihen.
Anwendung:
Diese Teemenge mit Honig gesüßt über den Tag verteilt trinken.

Schlaf- und Beruhigungstee

Zubereitung

1 TL Melissenblätter auf ⅛ l kochendes Wasser, 10 Min. ziehen lassen und abends 1 Tasse ungesüßt trinken.

Stiefmütterchentee

(bei allen Hauterkrankungen, Juckreiz, Hautausschlägen)

Zubereitung

1 gehäufter TL Stiefmütterchen mit ¼ l kaltem Wasser für ca. 8 Std. ansetzen. Dann aufkochen und 1 Min. kochen lassen. Abseihen und 1 TL Honig zugeben.

Anwendung:

Täglich 2 Tassen schluckweise trinken.

Für Säuglinge kann der Tee als Grundlage für Breie oder Flaschennahrung verwendet werden.

Das kleine Kräuterlexikon

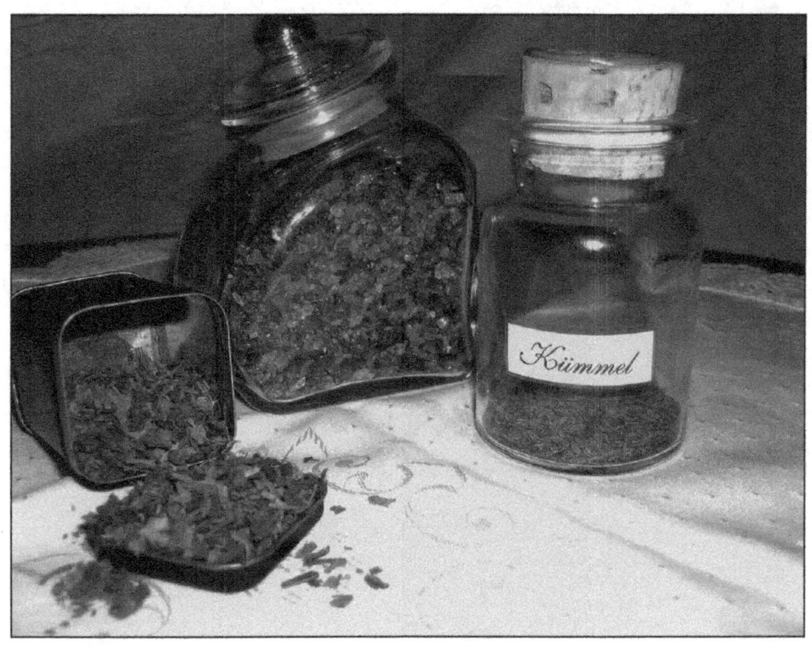

Anis (lat. Pimpinella anisum)

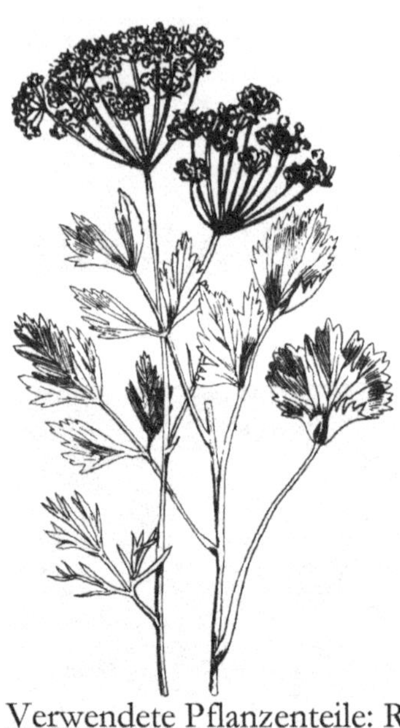

Wirkung:

- Blähungstreibend
- Krampfstillend
- Magenstärkend
- Verdauungsfördernd
- Erwärmend
- Fördert Milchfluss bei stillenden Müttern
- Wirkung geht auch in Muttermilch über

Anwendung:

- Blähungen
- Magen- und Darmbeschwerden
- Erkältungskrankheiten
- Zur Förderung des Milchflusses

Verwendete Pflanzenteile: Reife Früchte

Zubereitung:

- Tee: 1 TL zerquetschte Früchte mit ¼ l kochendem Wasser überbrühen, 10 Min. ziehen lassen, mit 1 TL Honig gesüßt täglich 2–3 Tassen trinken.

Arnika (lat. Arnica montana)

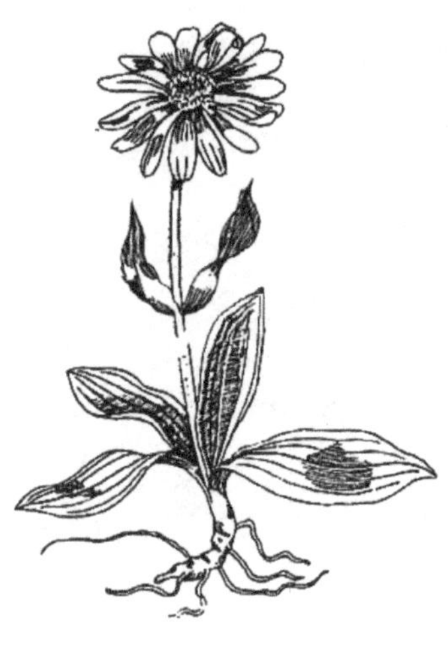

Wirkung:

- Schmerzstillend
- Fördert Wundheilung
- Wundreinigend
- Zieht Gefäße zusammen

Äußere Anwendung:

- Quetschungen
- Knochenbrüche
- Stauchungen
- Zerrungen
- Prellungen
- Blutergüsse
- Abszesse und Eiterungen
- Infizierte Wunden
- Venenentzündungen
- Lymphgefäßentzündungen
- Gicht, Rheuma-Beschwerden

Innere Anwendung:

- Zur Kreislaufstabilisierung in Abstimmung mit dem Therapeuten

Verwendete Pflanzenteile: Blüten

Zubereitung:

- Tinktur: 100 g Arnikablüten mit ½ l 70-prozentigem Alkohol übergießen, 2 Wochen lang ziehen lassen (nur verdünnt anwenden: 1 EL Tinktur auf ¼ l Wasser). Fertige Tinkturen kann man auch in der Apotheke kaufen.
- Absud (für Umschläge und Auflagen): 1 TL Arnikablüten mit ¼ l heißem Wasser übergießen, 10 Min. ziehen lassen, abseihen. Wickel kalt oder warm auflegen!

Baldrian (lat. Valeriana officinalis)

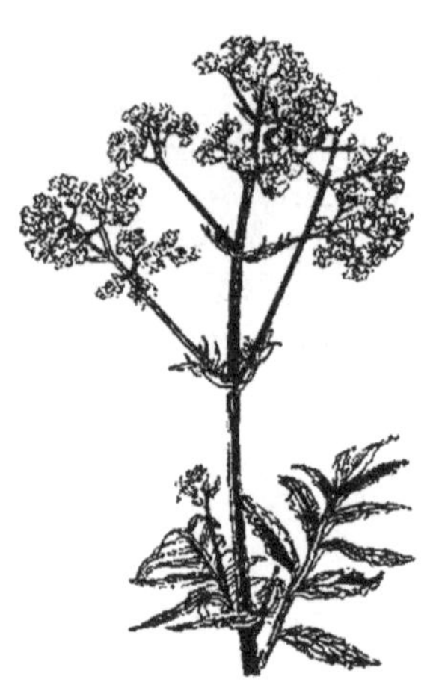

Wirkung:

- Schlaffördernd
- Beruhigend
- Wirkt günstig bei geistiger Erschöpfung
- Entspannend

Anwendung:

- Nervosität
- Innere Unruhe
- Schlafstörungen
- Baut Spannungszustände ab

Verwendete Pflanzenteile: Wurzel

Zubereitung:

- Äußere Anwendung als Bad: 100 g geriebene Wurzel auf 2 l Wasser ca. 1 Std. ansetzen und dann 5 Min. lang kochen. Abseihen und dem Badewasser zugeben.
- Tee: 2 TL Wurzel mit ¼ l kaltem Wasser für 12 Std. ansetzen. Kurz aufkochen, abseihen und vor dem Schlafengehen mit 1 TL Honig gesüßt trinken.
- Baldriansäckchen: 100 g Wurzel in ein Leinensäckchen füllen und ans Kopfende des Kinderbettes hängen.

Beinwell (lat. Symphytum officinale)

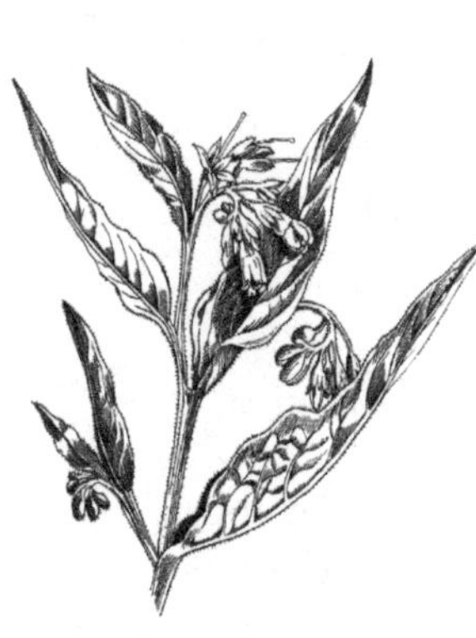

Wirkung:

- Fördert Durchblutung
- Fördert Zellbildung
- Eine der am besten wirksamen Pflanzen bei äußeren Verletzungen

Anwendung:

- Knochenverletzungen
- Sportverletzungen
- Sehnen- und Muskelverletzungen
- Halsentzündung (Tee zum Gurgeln)
- Krampfadern
- Schlecht heilende Wunden

Verwendete Pflanzenteile: Wurzel

Zubereitung:

- Absud: 100 g gemahlene Wurzel mit ¼ l Wasser aufkochen, 10 Min. ziehen lassen, und abseihen. Den Absud nur zur äußeren Anwendung bzw. zum Gurgeln benützen, da er einen sehr unangenehmen Geschmack hat.

Bockshornklee (lat. Trigonella foenum graecum)

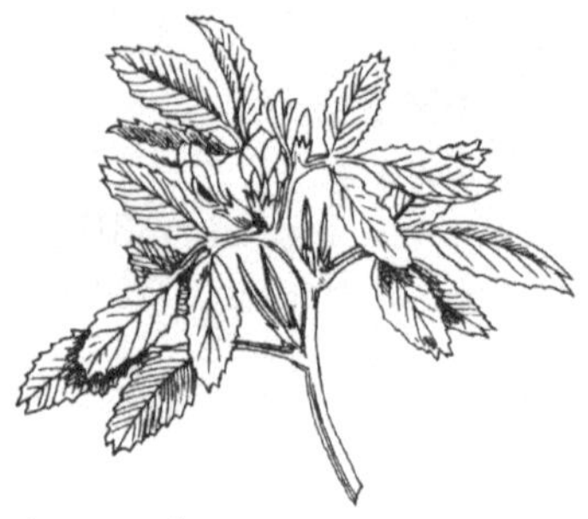

Wirkung:

- Entzündungshemmend
- Eiterentziehend
- Schmerzlindernd
- Schleimlösend
- Wundheilend

Anwendung:

- Schlecht heilende Wunden (Brei zubereiten und auftragen)
- Fisteln, Abszesse, Furunkel (Brei zubereiten und auftragen)
- Hautunreinheiten, Pickel (Absud zubereiten und Auflagen machen)
- Hämorrhoiden (Brei zubereiten und auftragen)
- Bronchitis (innere und äußere Anwendung mit Absud bzw. Tee)
- Schweißfüße (Fußbad mit Absud machen)

Verwendete Pflanzenteile: Samen, meist gemahlen

Zubereitung:

- Absud zur Anwendung als Auflage oder Wickel: 2 TL gemahlene Samen mit ¼ l kaltem Wasser ansetzen und 5 Std. ziehen lassen. 1 Min. aufkochen, dann abseihen.
- Brei zur Anwendung als Auflage oder Wickel: Gemahlene Samen mit kochendem Wasser zu Brei verrühren und direkt – so warm wie verträglich – auf die betroffene Hautstelle geben.
- Tee: Zubereitung wie Absud; mit 1 TL Honig gesüßt trinken.

Dill (lat. Anethum graveolens)

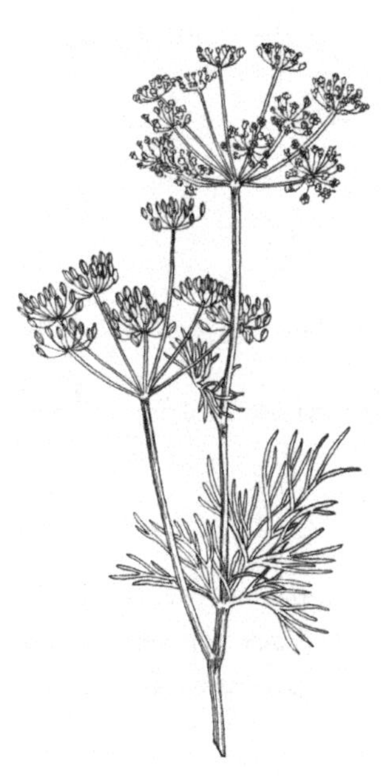

Wirkung:

- Krampflösend
- Appetitfördernd
- Harntreibend
- Wirkt beruhigend auf nervöse Verdauungsbeschwerden
- Reich an Vitamin C, Kalium, Calcium, Magnesium, Beta-Carotin
- Fördert Stuhlgang
- Tötet krankmachende Darmbakterien ab, ohne Darmflora zu schädigen

Anwendung:

- Appetitlosigkeit
- Blähungen
- Magen-Darm-Krämpfe
- Anregung des Milchflusses
- Schlaflosigkeit
- Mundgeruch: zwischendurch einige Samen kauen

Verwendete Pflanzenteile: Samen

Zubereitung:

- Tee: 2 TL mit ¼ l kochendem Wasser überbrühen, 10 Min. ziehen lassen, abseihen und mit 1 TL Honig gesüßt trinken, täglich 2–3 Tassen.
- Tee zur Förderung des Milchflusses: 50 g Dillsamen, 50 g Anissamen, 50 g Majoran mischen. 1 TL der Mischung mit ¼ l kochendem Wasser überbrühen, 10 Min. ziehen lassen, abseihen und mit 1 TL Honig gesüßt trinken, täglich ca. 3–5 Tassen.

Eukalyptus (lat. Eukalyptus globulus)

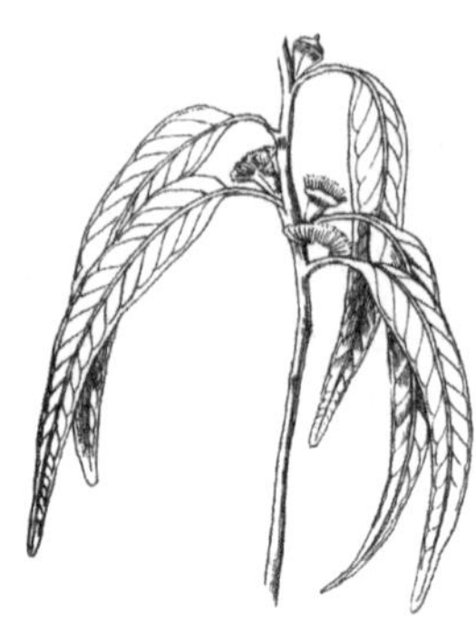

Wirkung:

- Stark desinfizierende Wirkung
- Hustenstillend
- Fiebersenkend
- Harntreibend
- Anregend

Anwendung:

- Grippe und Erkältungskrankheiten
- Fieber
- Vorbeugung von Insektenstichen

Verwendete Pflanzenteile: Blätter

Zubereitung:

- Tee/Absud: 2 TL Blätter mit ¼ l kochendem Wasser überbrühen, 10 Min. ziehen lassen, abseihen. Man verwendet den Tee meist als Teil einer Mischung (z. B. in Hustentees) oder zur Inhalation.
- Ätherisches Öl (50 kg Blätter ergeben 1 kg Öl, Fertigpräparat in der Apotheke z. B. Bronchodurat, Fa. Pohl):
    - Wadenwickel bei Fieber: 5 Tropfen auf 1 l Wasser geben, damit Wadenwickel machen.
    - Kopfschuppen: 10 Tropfen in eine Flasche Shampoo geben.
    - Zur geistigen Anregung: 4 Tropfen Eukalyptusöl und 2 Tropfen Zitronensaft mischen, in eine Duftlampe geben.
    - Husten: 2 Tropfen Eukalyptusöl und 1 TL Honig in 1 Glas warmes Wasser geben und trinken (2 x täglich).
    - Chronische Nieren- und Blasenbeschwerden: 2 x täglich 1 Tropfen Eukalyptusöl auf 1 Glas Wasser geben und trinken
    - Im Krankenzimmer (gibt guten Duft, desinfiziert): 5 Tropfen Eukalyptusöl mit etwas Wasser gemischt oder einen Aufguss in eine Duftlampe geben.
    - Insekten: Duftlampen mit Eukalyptusöl aufstellen, die Fensterbänke (Schlafzimmer) mit Eukalyptusöl einreiben. Einige Tropfen Eukalyptusöl in eine Flasche Bodylotion mischen.

Fenchel (lat. Foeniculum vulgare mill.)

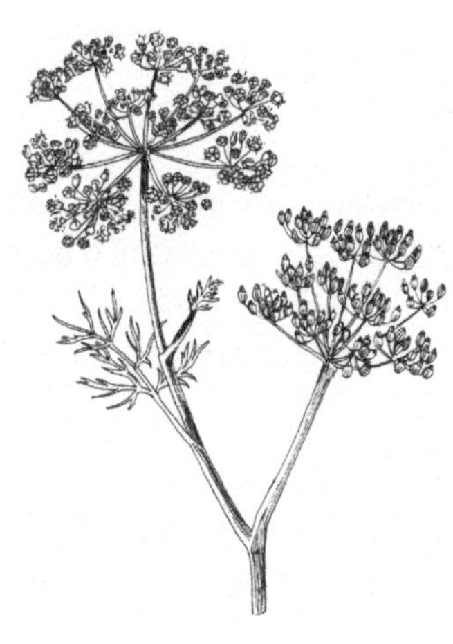

Wirkung:

- Krampfstillend
- Schleimlösend
- Beruhigend
- Blähungstreibend
- Gärungswidrig
- Löst Verstopfungen

Anwendung:

- Magen-Darm-Erkrankungen
- Blähungen (zusätzlich aus dem Absud Auflage oder Wickel machen)
- Husten und Bronchialerkrankungen
- Heiserkeit (zum Gurgeln)

Verwendete Pflanzenteile: Samen

Zubereitung:

- Tee: 2 TL zerstoßene Samen mit ¼ l kochendem Wasser überbrühen, 10 Min. ziehen lassen, abseihen und mit Honig gesüßt trinken.
- Bei Säuglingen, die zu Blähungen neigen, kann man auch ein Kräutersäckchen machen (siehe Kapitel „Wie werden Kräuter angewendet?").

Huflattich (lat. Tussilago farfara)

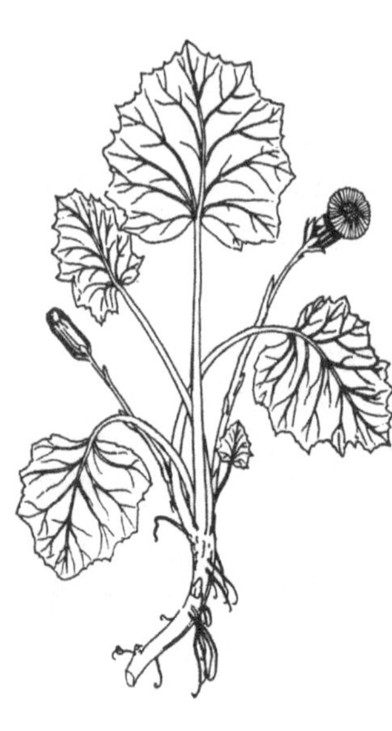

Wirkung:
- Entzündungshemmend
- Schleimlösend
- Blutreinigend
- Frische Blätter enthalten viel Vitamin C (eignet sich gut zum Untermischen in Frühlingssalate)
- Schweißtreibend (pulverisierte Wurzel)

Anwendung:
- Erkältungskrankheiten
- Asthmatische Beschwerden, Atemnot (evtl. auch Duftlampe einsetzen)
- Heiserkeit
- Chron. Erkrankungen der Bronchien
- Schleimhautentzündungen
- Kopfschmerzen (frische Huflattichblätter mit der filzigen Seite auf die Stirn legen, öfter wiederholen)
- Venenentzündungen und Verbrennungen (als Auflage/Umschlag)

Verwendete Pflanzenteile: meist Blüten, Blätter, aber auch Wurzel

Zubereitung:
- Tee: 1–2 TL Blätter oder Blüten mit ¼ l kochendem Wasser überbrühen, 10 Min. ziehen lassen, abseihen und mehrmals täglich 1 Tasse mit Honig gesüßt trinken.
- Der Absud wird ohne Honig angewendet. Er eignet sich hervorragend zur Inhalation bei allen Bronchialerkrankungen.
- 1 Messerspitze der pulverisierten Wurzel in 1 Glas warmes Honigwasser gemischt hat schweißtreibende Wirkung.

Kamille (lat. Matricaria chamonilla)

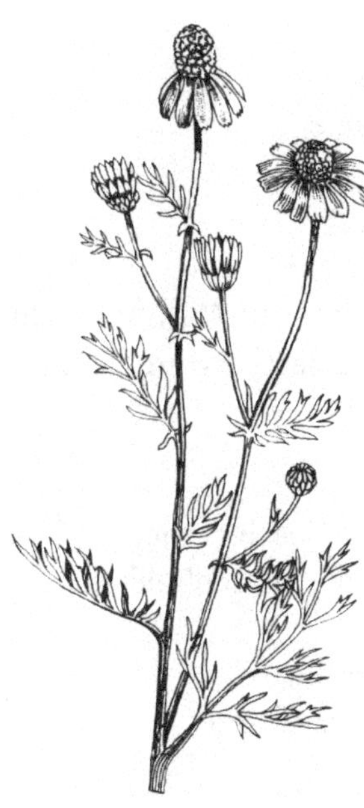

Wirkung:

- Entzündungshemmend
- Desinfizierend
- Schweißtreibend
- Schmerzstillend
- Krampflösend
- Beruhigend

Anwendung:

- Magen-Darm-Störungen
- Verdauungsbeschwerden
- Schlafstörungen
- Erkältungskrankheiten
- Nervosität
- Menstruationsbeschwerden
- Alle entzündlichen Erkrankungen
- Wunden

Verwendete Pflanzenteile: Blüten

Zubereitung:

- Wird als Tee bei allen Verdauungsbeschwerden und Erkältungskrankheiten angewendet: 2 TL Blüten mit ¼ l kochendem Wasser überbrühen, 10 Min. ziehen lassen, abseihen. Tee lauwarm und mit 1 TL Honig gesüßt trinken. Bei akuter Gastritis mit Erbrechen Tee ohne Honig teelöffelweise geben.
- Bei allen äußeren Verletzungen wird ein Umschlag oder ein Voll- bzw. Teilbad angewendet. Dafür einen Absud wie Tee, jedoch ohne Honig zubereiten. Für einen Wickel das Leinentuch direkt in den Absud tauchen. Für ein Bad gibt man den Absud ins Badewasser.
- Inhalation: (bei allen Erkrankungen der Atemwege): Absud wie oben zubereiten, jedoch ohne Honig.

Kümmel (lat. Carum carvi)

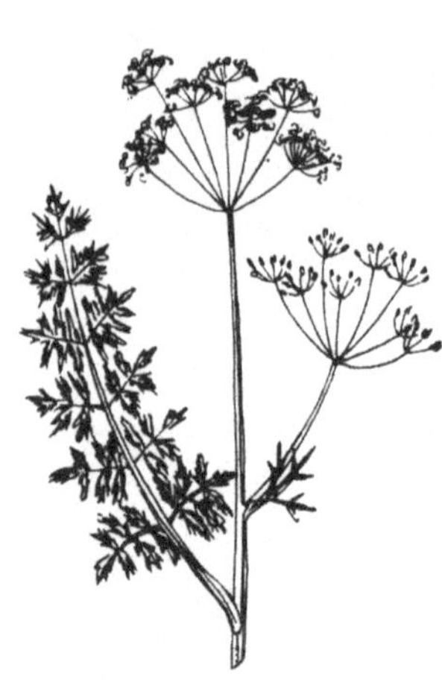

Wirkung:

- Appetitfördernd
- Magenstärkend
- Blähungstreibend
- Krampflösend
- Schmerzlindernd
- Geburtserleichternd **(Nicht in der Schwangerschaft anwenden!)**
- Fördert Milchfluss

Anwendung:

- Magen-Darm-Beschwerden
- Magenkrämpfe, Magenkoliken
- Brechreiz
- Bauchschmerzen
- Menstruationskrämpfe
- Blähungen

Verwendete Pflanzenteile: Früchte

Zubereitung:

- Tee: 3 TL zerstoßene Früchte mit ¼ l kochendem Wasser überbrühen, 10 Min. ziehen lassen, abseihen, trinken. Man kann 1 TL Honig zugeben. Kümmeltee ist eines der besten Mittel gegen Magenschmerzen!
- Kümmelsäckchen: Leinensäckchen mit Kümmelsamen füllen und über Dampf erhitzen. Auf die betroffene Stelle legen.

Lavendel (lat. Lavendula officinalis)

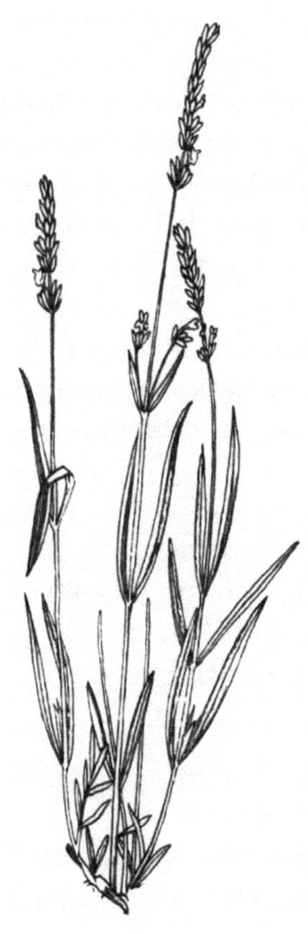

Wirkung:

- Beruhigend
- Belebt den Geist
- Blähungstreibend
- Krampflösend
- Keimtötend
- Harntreibend
- Wirkt regulierend auf die Menstruation

Anwendung:

- Nervosität
- Innere Unruhe
- Schlaflosigkeit
- Nervöse Magen-Darm-Beschwerden
- Menstruationsbeschwerden
- Alle nervös bedingten Krankheitsbilder (z. B. Migräne)
- Appetitanregung (2 x täglich 5 Tropfen Lavendelöl auf 1 Stückchen Würfelzucker geben und einnehmen)
- Ohrenschmerzen (einige Tropfen Lavendelöl auf einen Wattebausch geben und in das schmerzende Ohr stecken)

Verwendete Pflanzenteile: Blätter, Blüten

Zubereitung:

- Tee: 1 TL Blätter mit ¼ l kochendem Wasser überbrühen, 10 Min. ziehen lassen, abseihen und mit Honig gesüßt bis zu 3 Tassen täglich trinken.
- Absud (für ein belebendes Bad): 100 g Lavendelblüten auf 2 l heißes Wasser geben und aufkochen. 5 Min. ziehen lassen, abseihen und ins Badewasser geben.
- Lavendelöl ist in der Apotheke erhältlich.

Lein (lat. Linum usitatissimum)
(= Flachs, Leinsamen)

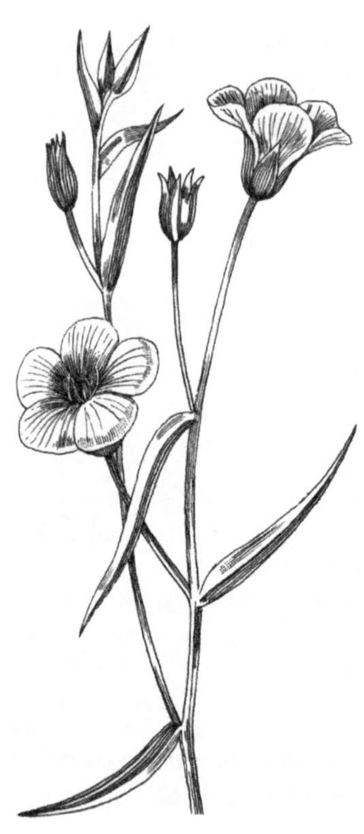

Wirkung:

- Mild wirkendes Mittel bei allen katarrhartigen Entzündungen des Magen-Darm-Bereiches (pulverisierter Leinsamen als Umschlag)
- Verstopfung lösend (Leinsamen-Schleim)
- Entzieht dem Darm Wasser (bei Anwendung der trockenen Samen)
- Schleimlösend bei Bronchialerkrankungen
- Harntreibend
- Entgiftend, blutreinigend
- Schmerzlindernd bei rheumatischen Beschwerden (als „Leinsäckchen“ aufgelegt)

Anwendung:

- Darmträgheit, Verstopfung (Leinsamen-Schleim)
- Durchfall (trockene Samen essen)
- Erkältungskrankheiten (Leinsamen-Wickel, siehe Kapitel „Umschläge und Wickel“)

Verwendete Pflanzenteile: Samen
(Zubereitung: nächste Seite)

Zubereitung:

- Aus dem reifen Samen der Flachs-Pflanze werden das Leinöl und der Pressrückstand (= Leinkuchen) gewonnen. Leinsamen, Leinöl und Leinkuchen dürfen nicht in Blechdosen aufbewahrt werden. Am besten eignen sich dafür luftdicht schließende, dunkle Gläser.
- Leinsamenschleim entsteht durch Übergießen des Leinsamens mit lauwarmem Wasser.
- Tee (eignet sich bei Bronchialerkrankungen): 1 EL Leinsamen mit ¼ l kaltem Wasser ansetzen, kurz aufkochen und 10 Min. ziehen lassen und über den Tag verteilt trinken. Evtl. mit 1 TL Honig süßen.
- Leinsamenschleim (eignet sich zur Lösung von Verstopfung): Leinsamen schroten, 1 EL auf ¼ l lauwarmes Wasser geben und über Nacht aufquellen lassen.
- Leinsamen-Umschläge (dazu eignet sich der Leinkuchen): Pulverisierter Leinsamen (frisch und entölt) wird mit etwas heißem, abgekochten Wasser zu Brei verrührt und auf die betreffende Stelle gelegt (siehe Kapitel „Umschläge und Wickel").

Linde (lat. Tilia platyphyllos, Tilia cordata)

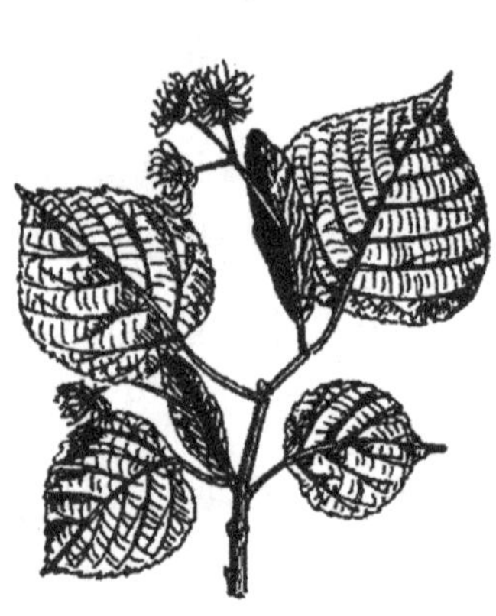

Wirkung:

- Schweißtreibend
- Krampflösend
- Appetitanregend
- Beruhigend

Anwendung:

- Infektionskrankheiten
- Erkältung
- Äußere Anwendung bei Rheuma
- Als Gurgelmittel bei Zahnschmerzen und Parodontose
- Zur Verhinderung einer Erkältung ein Vollbad mit einem Absud aus Lindenblüten nehmen und dabei 1 Tasse Lindenblütentee trinken, anschließend im vorgewärmten Bett ruhen (mind. 30 Min.)

Verwendete Pflanzenteile: Blüten mit Blättern

Zubereitung:

- Tee: 1 TL mit ¼ l kochendem Wasser überbrühen und 10 Min. ziehen lassen. Tee mit 1 TL Honig süßen. Bis zu 3 Tassen täglich trinken.
- Absud: Wie Tee zubereiten, jedoch ohne Honig. Ins Badewasser geben.

Löwenzahn (lat. Taraxacum officinale)

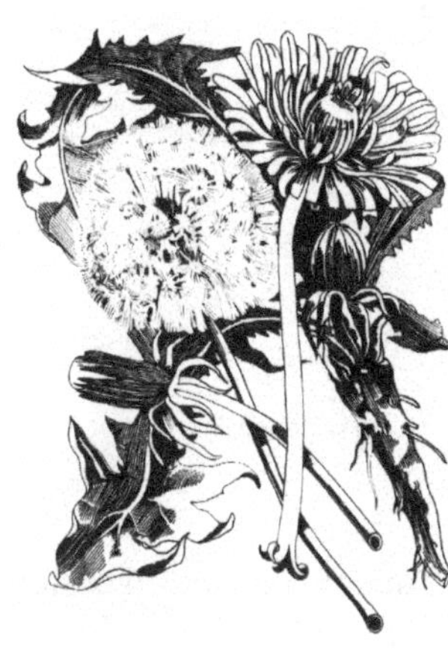

Wirkung:

- Erfrischend
- Schweißtreibend
- Entschlackend
- Galle- und harntreibend
- Blutreinigend
- Fördert die Fettverdauung

Anwendung:

- Lebererkrankungen
- Nierenerkrankungen
- Blasenerkrankungen
- Zur Frühjahrs-Entschlackung: 8 Wochen lang täglich 2 Tassen trinken
- Äußere Anwendung: bei Rheuma und Gicht

Verwendete Pflanzenteile: Ganze Pflanze

Zubereitung:

- Tee: 2 TL getrocknetes Kraut mit ¼ l kochendem Wasser überbrühen, 10 Min. ziehen lassen, abseihen. Evtl. mit 1 TL Honig süßen.
- Zur äußeren Anwendung Absud aus Wurzeln und Blättern (100 g auf 1 l Wasser) wie oben zubereiten. Umschlag auf betroffene Stelle legen oder als Badezusatz verwenden.

Pfefferminze (lat. Mentha piperita)

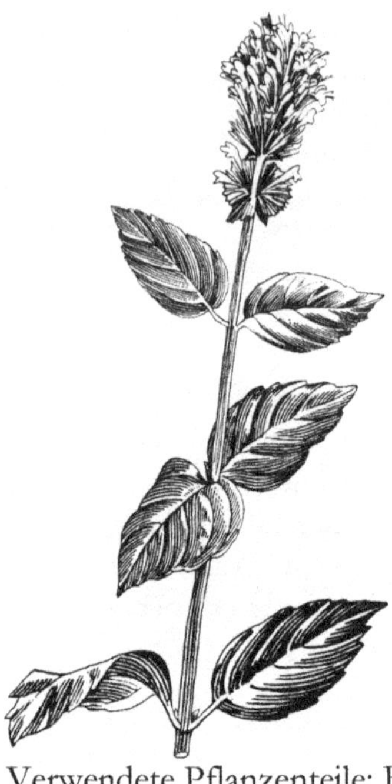

Wirkung:

- Krampflösend
- Schmerzstillend
- Gallefördernd
- Beruhigend
- Kühlende Wirkung bei äußerer Anwendung

Anwendung:

- Verdauungsstörungen
- Blähungen
- Koliken
- Migräne (äußere Anwendung: Pfefferminzöl direkt auf betroffene Stelle geben)
- Erkältungskrankheiten (innere Anwendung, Inhalation, Bäder)

Verwendete Pflanzenteile: Blätter

Zubereitung:

- Tee/Absud: 2 TL mit ¼ l kochendem Wasser überbrühen, 10 Min. ziehen lassen, abseihen. Den Tee mit 1 TL Honig gesüßt trinken. Absud ungesüßt anwenden.
- Zur äußeren Anwendung kann man in der Apotheke ein Pfefferminzöl kaufen. Dieses kann auch zur Inhalation, für Bäder oder als Zusatz in Massageölen verwendet werden.

Ringelblume (lat. Calendula officinalis)

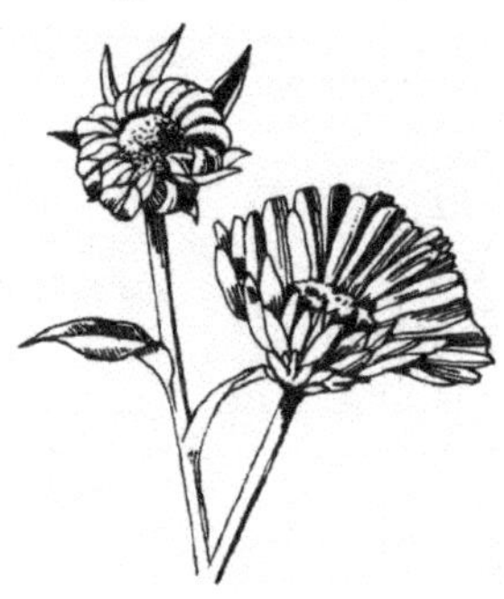

Wirkung:

- Entzündungshemmend
- Durchblutungsfördernd
- Die Wundheilung fördernd
- Die Blutgerinnung fördernd
- Reinigend

Anwendung:

- Innere: Bei Gallenblasenbeschwerden und Gastritis wird Ringelblume in Teemischungen mit eingebracht, bei Menstruationsbeschwerden wirkt täglich 1 Tasse Tee in der Woche vor der Menstruation regulierend.
- Äußere: Als Umschlag, Wickel, Salbe bei Verstauchungen, Prellungen, Blutergüssen, Nagelbettabszessen, Quetschungen, Muskelzerrungen, schlecht heilenden oder eitrigen Wunden. Für die Zubereitung eines Wickels kann man Ringelblumen-Aufguss oder -Tinktur gleichermaßen verwenden.

Zubereitung:

- Aufguss und Tee: 2 TL getrocknete Kräuter mit ¼ l kochendem Wasser übergießen, 10 Min. ziehen lassen, abseihen. Wickel und Umschläge können auch kalt aufgelegt werden.
- Tinktur: 1 Hand voll getrocknete Blüten in ein verschließbares Gefäß geben und mit ½ l Weingeist übergießen. Ca. 6 Wochen kühl und dunkel stehen lassen. Anwendung: Mit gekochtem Wasser 1:1 verdünnt als Wickel oder Auflage anwenden.
- Salbe: 1 EL Schweineschmalz erhitzen und 1 Hand voll frische Blüten darin ausprasseln. Durch ein Leinentüchlein abseihen und abkühlen lassen. Im Kühlschrank lagern! Die Ringelblumensalbe eignet sich auch zur Anwendung bei Haustieren.

Rosenblüten

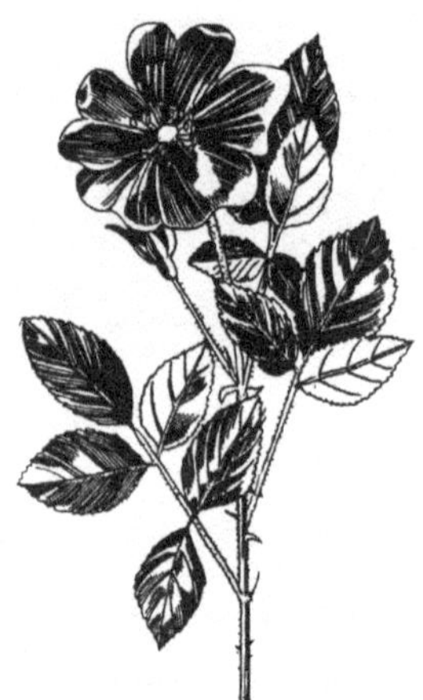

Wirkung:
- Beruhigend
- Entspannend
- Ausgleichend
- Stimmungsaufhellend
- Entzündungshemmend

Anwendung:
- Kopfschmerzen
- Hautentzündungen, Hautunreinheiten
- Schlafstörungen
- Depressionen
- Zur Geburtsvorbereitung **(Vorsicht bei der Anwendung in der Schwangerschaft!)**
- Zur Nervenberuhigung
- Hyperaktivität der Kinder (Rosenelixier)
- Zur Hautpflege: 4 Tropfen Rosenöl in Bodylotion geben
- Verwöhnbad: 50 ml Sahne + 4 Tropfen Rosenöl dem Badewasser zusetzen (bei allen Hautproblemen, trockener Haut)
- Zum Entspannen, zur Nervenberuhigung, für Harmonie, zum seelischen Ausgleich: 2 Tropfen Rosenöl + 1 Tropfen Lavendelöl mischen, in Duftlampe geben (mit etwas Wasser vermischt) und 1 Tropfen Rosenöl in 1 l Mineralwasser gemischt über den Tag verteilt trinken.
- Bei Gürtelrose/Herpes-Infektionen: täglich mehrmals 1 Tropfen auf die betroffene Stelle geben, auch zur Nachbehandlung

Verwendete Pflanzenteile: Blüten

Zubereitung:
- Ca. 30 Blüten ergeben 1 Tropfen Rosenöl; Rosenöl ist als Fertigpräparat in der Apotheke erhältlich, auch ein Rosenelixier (zum Einnehmen) ist erhältlich (Fa. Wala).

Salbei (lat.Salvia officinalis)

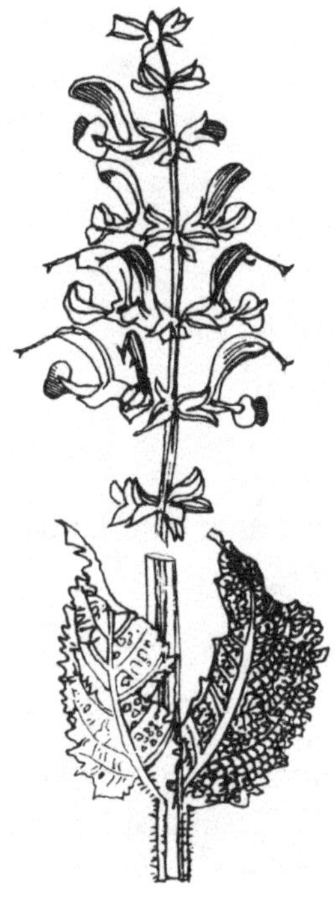

Wirkung:

- Schweißregulierend, auch bei Beschwerden in den Wechseljahren
- Desinfizierend
- Blutreinigend
- Schleimlösend, schleimabführend
- Appetitfördernd
- Verdauungsfördernd
- Entzündungshemmend

Anwendung:

- Entzündungen im Mund- und Rachenbereich (Gurgeln)
- Schmerzhafte Nieren- und Blasenentzündungen (Sitzbad)
- Appetitlosigkeit
- Magen-Darm-Entzündungen
- Hauterkrankungen und Ekzeme (Bäder)

Verwendete Pflanzenteile: Blätter

Zubereitung:

- Tee: 1 TL mit ¼ l kochendem Wasser überbrühen, 10 Min. ziehen lassen, abseihen und mit Honig gesüßt, 3–4 Tassen über den Tag verteilt, trinken.
- Absud: Zubereitung wie Tee, jedoch ohne Honig.
- Bäder: Den Absud dem Badewasser zufügen, oder ätherisches Öl zugeben (in der Apotheke erhältlich).

Spitzwegerich (lat. Plantago lanceolata)

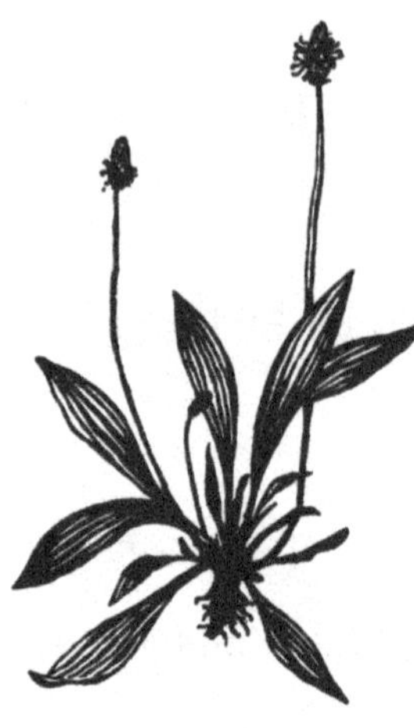

Wirkung:

- Schleimlösend
- Blutstillend
- Gefäßverengend
- Blutreinigend

Anwendung:

- Magen-Darm-Beschwerden
- Erkältungskrankheiten
- Husten
- Heiserkeit
- Zur äußeren Anwendung bei Mandelentzündungen (Gurgellösung)

Verwendete Pflanzenteile: Blätter

Zubereitung:

- Tee: 1 TL mit ¼ l kochendem Wasser überbrühen, 10 Min. ziehen lassen, abseihen und mit 1 TL Honig gesüßt täglich bis zu 4 Tassen trinken.
- Als Gurgellösung verwendet man den Absud: Zubereitung wie Tee jedoch ohne Honig.

Stiefmütterchen (lat. Viola tricolor)

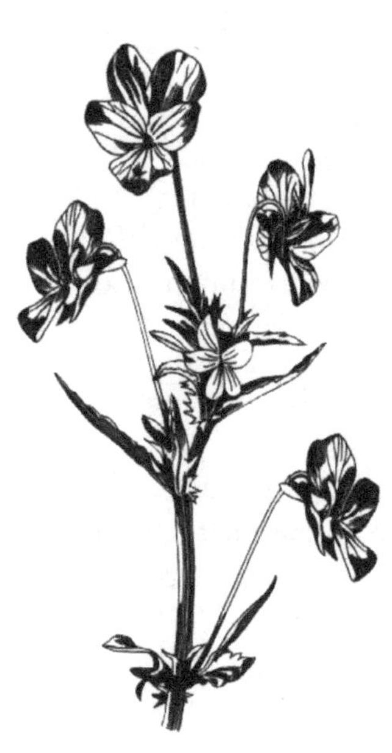

Wirkung:
- Schweißtreibend
- Stoffwechselanregend
- Abführend
- Blutreinigend
- Entgiftend
- Schmerzstillend
- Schleimlösend
- Harntreibend

Anwendung:
- Bestes Mittel bei allen Hauterkrankungen (z. B. Milchschorf, Hautausschläge, Herpes-Infektionen, Neurodermitis usw.)
- Schmerzhafte Nervenentzündungen
- Bettnässen (kurmäßige Anwendung ca. 4–6 Wochen)
- Nieren- und Blasenentzündungen
- Zur Frühjahrskur (kurmäßig 1–2 Wochen)

Verwendete Pflanzenteile: Blühendes Kraut, Blüten

Zubereitung:
- Tee: 2 TL mit ¼ l kochendem Wasser überbrühen, 10 Min. ziehen lassen, abseihen. Ca. 2 Tassen täglich trinken. Evtl. mit 1 TL Honig süßen. Der Tee kann auch zur Zubereitung von Babynahrung verwendet werden. (Dosierung für Babys: täglich ca. 1 Tasse)
- Absud: Zubereitung wie Tee, jedoch ohne Honig. Der Absud kann als Wickel oder als Badezusatz verwendet werden. Wickel eignen sich gut zur Linderung von Juckreiz.

Thymian (lat. Thymus vulgaris)

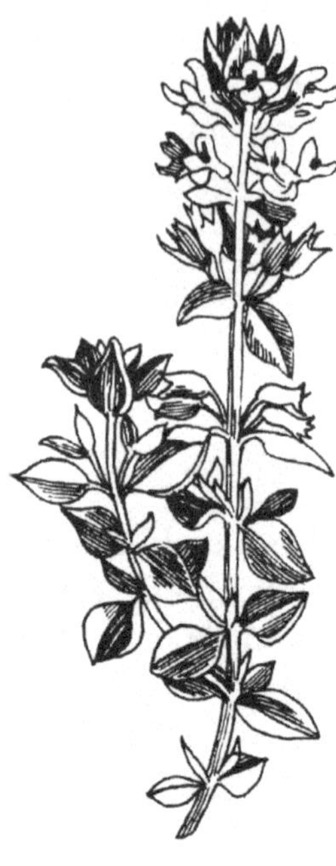

Wirkung:

- Schleimlösend
- Desinfizierend
- Gärungswidrig
- Schmerzlindernd
- Magen- und nervenstärkend
- Geburtsfördernde Wirkung **(Nicht in der Schwangerschaft anwenden!)**

Anwendung:

- Husten vor allem bei Reizhusten
- Heiserkeit
- Magen-Darm-Beschwerden
- Magenkrämpfe, krampfartige Bauchschmerzen, Unterleibskrämpfe (zusätzlich Bauchwickel anlegen)
- Als Auflage bei Quetschungen und zur Wundheilung

Verwendete Pflanzenteile: Blühendes Kraut

Zubereitung:

- Tee: 2 TL mit ¼ l kochendem Wasser überbrühen, 10 Min. ziehen lassen, abseihen und mit Honig gesüßt trinken.

Arzneimittel aus der Küche

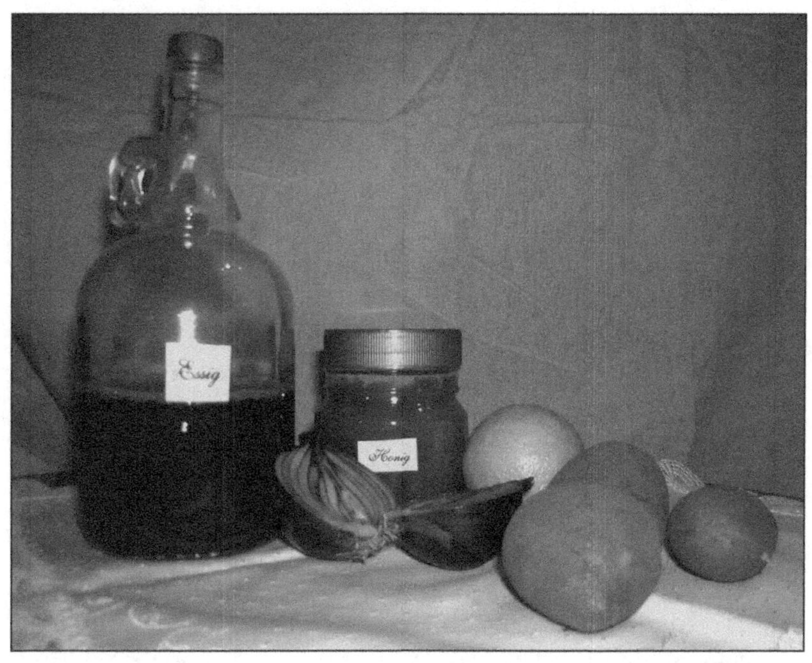

Apfel- oder Obstessig

Über die Wirkung von Apfel- oder Obstessig gibt es viele Bücher. Hier möchte ich nur die wichtigsten Anwendungsbeispiele nennen, die auch bei Kindern sehr hilfreich sind.

Wirkung:

- Stärkt die Abwehrkräfte des Körpers
- Regt die Ausscheidungsorgane an
- Wirkt entschlackend
- Wirkt blutreinigend
- Wirkt entgiftend
- Wirkt kühlend

Anwendungsbeispiele:

- Wadenwickel bei Fieber: 2 EL Essig auf ¼ l Wasser (siehe Kapitel „Umschläge und Wickel“ und „Was tun bei Fieber“)
- Essigsocken bei Schlaflosigkeit: Im Verhältnis 1:1 mit Wasser verdünnen, 1 Paar Baumwollsocken eintauchen, auswringen und dem Kind anziehen.
- Auflage bei Verbrennungen, Sonnenbrand, Insektenstichen: Essig mit Wasser 1:1 verdünnt anwenden.
- Waschungen bei Juckreiz: Essig mit Wasser 1:1 verdünnt anwenden. Lindert Juckreiz, reinigt die Haut.
- Als Hustensirup: 5 EL flüssigen Honig (kurz erwärmen) mit 5 TL Apfelessig mischen, mehrmals täglich 1 TL der Mischung einnehmen. Fördert das Abhusten festsitzenden Schleims, lindert Hustenreiz. Zusätzlich einen Essig-Brust-Wickel auflegen (im Verhältnis 1:1 mit Wasser verdünnen). Wickel ca. 30 Min. aufliegen lassen.
- Gegen Schwielen und Hühneraugen: 1 Scheibe Brot in Apfelessig tauchen, bis sie sich vollgesogen hat. Auf die betroffene Stelle legen und mit einem Baumwolltuch fixiert über Nacht einwirken lassen.

Honig

Zu Heilzwecken kann nur der echte Bienenhonig eingesetzt werden, der natürlich gewonnen wurde. Am besten besorgt man sich diesen bei einem Imker oder bei den Landesverkaufsstellen der Imkereivereine.
Durch Aufkochen oder Erhitzen über 45°C verliert der Honig seine heilende Kraft. Die beste Methode Honig zu erwärmen ist ein Wasserbad.

Wirkung:
- Lösend
- Reinigend
- Wundheilend
- Stärkend

Anwendung:
- Als Honigauflage bei:
  - Abszessen
  - Insektenstichen
  - Hautausschlägen, rissiger Haut, entzündlichen Veränderungen
  - Pickeln und unreiner Haut (zusätzlich Honig-Kur)
  - Fingernagelbett-Eiterungen
  - Verbrennungen, Sonnenbrand
  - Augenentzündungen, müde Augen, Gerstenkorn: Eine Auflage bereiten aus ¼ l Fencheltee mit 2 TL Honig, auf die betroffene Stelle ca. 15–20 Min. legen.
  - Schwächezuständen: ¼ l lauwarmes Wasser mit 2 TL Honig mischen, über den Tag verteilt trinken.
  - Fieber: ½ l lauwarmes Wasser mit 100 g Weinessig und 100 g Honig mischen. Mit der Mischung Wadenwickel bereiten.
  - Halsschmerzen: Mit lauwarmem Honigwasser gurgeln.
  - Nervosität und Unruhe der kleinen Kinder: ½ Tasse frisch gepresster Karottensaft mit 1 TL Honig süßen. Diese Menge auf 2–3 Portionen verteilt über den Tag geben. Hat eine beruhigende und stärkende Wirkung.

- Als Honig-Kur:
  - Bei Asthma
  - Bei Blutarmut
  - Zur Förderung der Blutbildung
  - Zur Blutreinigung
  - Bei Chronischer Bronchitis
  - Zur Nervenstärkung
  - Zur Gedächtnisstärkung
  - Zur Kreislaufstärkung
  - Bei Schlafstörungen
  - In der Schwangerschaft
  - Zur Nachbehandlung von schweren Krankheiten (z. B. Kinderkrankheiten, nach schweren Infekten, nach Operationen usw.)

Durchführung der Honig-Kur:
Die Kur erstreckt sich über 10 Wochen.
Man trinkt 3 x täglich 1 Std. vor den Mahlzeiten schluckweise 1 Tasse Kräutertee (Mischung: Kamille und Schafgarbe, Zubereitung siehe unten) mit folgender Honigbeigabe:

1. Woche:	3 x täglich je ½ TL Honig
2. Woche:	3 x täglich je 1 TL Honig
3. Woche:	3 x täglich je 1 ½ TL Honig
4.–7. Woche:	3 x täglich je 2 TL Honig
8. Woche:	3 x täglich je 1 ½ TL Honig
9. Woche:	3 x täglich je 1 TL Honig
10. Woche:	3 x täglich je ½ TL Honig

Nach einer Pause von 3 Wochen kann die Kur wiederholt werden.
Zubereitung des Kräutertees: Kamille und Schafgarbe zu gleichen Teilen mischen. 2 TL der Mischung mit ¼ l kochendem Wasser überbrühen, 10 Min. ziehen lassen, abseihen.

Kartoffel

Wirkung:
Die Kartoffel enthält reichlich Vitamin C und einen Atropin-ähnlichen Stoff, der krampfartige Schmerzen zum Abklingen bringt.

Anwendung:
Verwendet werden nur frische, nicht keimende Kartoffeln

- Kartoffelwickel (siehe Kapitel „Umschläge und Wickel") bei Bronchitis, Husten und Halsschmerzen, sowie bei Nacken- und Muskelverspannungen (als Auflage)
- Bei heißem Kopf und Kopfschmerzen: Rohe Kartoffelscheiben auflegen.
- Bei Verbrennungen, Sonnenbrand: Rohe, geriebene Kartoffeln auflegen.
- Bei rheumatischen Schmerzen: Rohe, geriebene Kartoffeln mit heißem Wasser übergießen und ins Badewasser geben.
- Bei Sodbrennen: 1 Scheibe rohe Kartoffel langsam kauen und essen.
- Bei Magenschmerzen: 1 Schnapsglas rohen Kartoffelsaft trinken.
- Als Aufbaukost und als Mastkur bei mageren Kindern: 150 g gekochte Kartoffeln mit 40 g Butter oder Sahne mischen, 1–2 x täglich verabreichen.

Knoblauch

Wirkung:

- Antibiotisch
- Desinfizierend
- Appetitanregend
- Verdauungsfördernd
- Blähungstreibend
- Durchblutungsfördernd
- Blutreinigend
- Entgiftend
- Nervenkräftigend

Anwendung:
Knoblauch kann man im Rohzustand, als Tinktur oder als Sirup anwenden.

- Als Tinktur bei:
  - Erkältungskrankheiten
  - Bronchitis
  - Husten, Keuchhusten
  - Blähungen
  - Unterleibsschmerzen
  - Gesichtsunreinheiten zur Einreibung (1:1 verdünnt mit Wasser)
- Als Sirup bei:
  - Bronchitis
  - Husten, Keuchhusten
  - Halsentzündung
  - Heiserkeit
  - Schnupfen

(Zubereitung: nächste Seite)

Zubereitung:
Tinktur:
125 g geschälte, gewürfelte Knoblauchzehen in ½ l 60-prozentigem Branntwein bei 30°C ansetzen, täglich schütteln. Nach 14 Tagen abseihen und in eine fest verschließbare Flasche füllen. Im Kühlschrank 1 Jahr haltbar.
Dosierung: 3 x 10 Tropfen, bei akuten Infekten auch stdl. Bei akuten Schmerzzuständen einmalig ein Schnapsglas voll (2 cl).
Sirup:
50 g zerdrückte Knoblauchzehen mit 1 kg Honig mischen, 8 Std. ziehen lassen.
Dosierung: stdl. 1 TL einnehmen.

Quark

Quark wird grundsätzlich bei allen Anwendungen zimmerwarm angewendet. Soweit bei einigen Auflagen kalter Quark verwendet wird, ist dies vermerkt.

Wirkung:

- Lindert Schwellungen, Entzündungen
- Schmerzlindernd
- Unterstützt Heilungsprozess bei Verletzungen
- Entzieht dem Gewebe Wasser
- Wirkt entgiftend
- Wirkt durchblutungsfördernd

Anwendung:

- Fieber: Quarkwickel (siehe Kapitel „Umschläge und Wickel") helfen hohes Fieber zu senken.
- Sonnenbrand, Verbrennungen: Quark (gekühlt) direkt auf die betroffene Stelle auftragen.
- Nasennebenhöhlen-Entzündung: 100 g Quark mit 1 EL Meerrettich vermischen, auf einen Lappen geben, 10–15 Min. auf die betroffene Stelle legen. Nach 2 Std. wiederholen.
- Gerstenkorn: 3 EL Quark mit 1 EL Milch und dem Saft einer Zitrone verrühren, auf einen warmen Lappen geben, 2 x täglich 20 Min. auf die betroffene Stelle legen.
- Rheuma und Gicht: 2–3 x täglich Quark-Auflagen machen (kalter Quark), aufliegen lassen, bis der Quark angetrocknet ist.

Salz

Unter Salz verstehen wir meistens das in der Küche gebräuchliche „Kochsalz“ aus dem Supermarkt. Die wenigsten Menschen haben sich bisher intensiver mit diesem Thema beschäftigt.
Seit Langem ist bekannt, dass Salz vom Grundaufbau eines der Urelemente ist, ohne die nichts in der Natur existieren würde oder gar nicht entstehen könnte. Es ist sowohl für Pflanzen, Tiere als auch für Menschen lebensnotwendig. Schon Pfarrer Sebastian Kneipp wusste die Heilwirkung des Salzes zu nutzen.
Zum Thema „Salz“ gibt es viele Bücher, die wichtigsten Dinge möchte ich Ihnen hier kurz darstellen.

Es gibt verschiedene Arten von Salzen:

- Meersalz wird durch Verdunstung gewonnen, wegen der Verschmutzung der Weltmeere nicht mehr empfehlenswert.
- Steinsalz ist eine minderwertige Form von Salz.
- Kochsalz wird aus Steinsalz durch Raffination gewonnen und ist all seiner lebenswichtigen Elemente beraubt. Es besteht anstatt der ursprünglichen 84 Elemente aus nur noch 2 Elementen: Natrium und Chlorid (=NaCl).
- Kristallsalz ist die hochwertigste Form von Salz, bestehend aus den wichtigsten Mineralien und Spurenelementen. Kristallsalz ist eine Symbiose aus allen Bestandteilen von Salz und enthält im natürlichen Zustand bis zu 84 Elemente. Unsere Körperflüssigkeiten enthalten die gleichen Salze in fast gleichem Mischungsverhältnis wie Meerwasser.
  Die unterschiedliche Färbung des Kristallsalzes kommt durch die unterschiedliche Verteilung von Mineralien zustande. Entgegen dem Steinsalz sind diese Mineralien in zellverfügbarer Form gebunden und können so vom Körper aufgenommen werden.
  Dies erklärt, warum wir das Kochsalz in unserer Küche durch Kristallsalz ersetzen sollten. Für Heilzwecke ist Kochsalz ebenfalls **nicht** geeignet.

Anwendungen:

- Als Sole-Bad
  - bei Hauterkrankungen wie z. B. Neurodermitis, Psoriasis, Akne
  - bei grippalen Infekten und Erkältungskrankheiten
  - bei Rheuma und Gelenkerkrankungen
  - nach Operationen
  - bei Frauenleiden
  - zur Stärkung des Immunsystems
  - zur Entschlackung
- Als Sole-Inhalation bei
  - akuten und chronischen Erkrankungen der oberen und unteren Atemwege wie z. B. Bronchitis, Nasennebenhöhlenentzündungen, Asthma bronchiale, Lungenentzündung
  - allergischer Bronchitis und Heuschnupfen
- Als Salzhemd bei
  - Hauterkrankungen
  - Infektionskrankheiten mit Hautausschlag
  - Fieberhaften Erkältungskrankheiten anstelle eines Sole-Bades
  - Herpes zoster, wenn der Ausschlag nicht ausreichend erscheint
- Als Salzsocken bei
  - Chronisch kalten Füßen
  - Gicht
  - Einschlafschwierigkeiten
- Als Salz-Auflage bei
  - Ohrenentzündungen
  - Muskelverspannungen
  - Wirbelsäulen- und Gelenkbeschwerden

Zubereitung:
Am besten besorgt man sich ein Kristallsalz wie z. B, Hunza Kristallsalz (zu beziehen über Fa. Natürlich u. Sinnvoll, Adresse siehe Anhang), es eignet sich aber auch ein Meersalz. Man kann das Salz als feines Granulat oder als Salzstein kaufen. Zu Heilzwecken können Sie beides einsetzen.
Beachten Sie die Zubereitungshinweise auf der Packungsbeilage.
Sole-Bad:
Geben Sie ca. 300 g bis 1500 g Salz für ein Vollbad (ca. 120 l Wasser) in die Badewanne. Die Wanne mit Wasser auffüllen (ca. 37°) und das Salz auflösen. Verwenden Sie bitte keinerlei Badezusätze und duschen Sie nicht nach dem Bad.
Die Badedauer sollte 20 Min. nicht übersteigen, anschließend nur trockentupfen und für 30 bis 60 Min. ruhen.
Sole-Inhalation:
Übergießen Sie ca. 50 g bis 100 g Salz mit ½ bis 1 l kochendem Wasser und bereiten Sie eine Inhalation (siehe Seite 15).
Salzhemd:
Bereiten Sie eine Salzlösung aus 300 g Salz und 5 l heißem Wasser.
Lösen Sie das Salz auf und tauchen Sie z. B. einen Schlafanzug, ein T-Shirt oder ein großes Tuch in die Lösung.
Der Schlafanzug wird in feuchtwarmem Zustand angezogen bzw. der Kranke wird mit dem feuchtwarmen Tuch eingewickelt. Darüber wickelt man ein Frottiertuch und behält für ca. 20 bis 60 Min. Bettruhe bei.
Nach Entfernen des Salzhemdes nochmals für ca. 1 Stunde Bettruhe, bei starker Schweißabsonderung kann man duschen.
Salzsocken:
Sole zubereiten wie unter Salzhemd beschrieben, ein Paar Socken darin eintauchen, feuchtwarm anziehen. Ca. 40 bis 60 Min. belassen und ruhen.
Salz-Auflage:
Ein Säckchen (z. B. Waschlappen) mit Salz füllen, verschließen und im Backofen bei ca. 50° erwärmen. Für ca. 20 bis 45 Min. auf die betroffene Stelle auflegen.

Zitrone

Für die Therapie eignen sich nur frische, ungespritzte Zitronen. **Keinesfalls darf ein Zitronenkonzentrat angewendet werden.**

Wirkung:

- Desinfizierend
- Fiebersenkend
- Krampflösend
- Durchblutungsfördernd
- Stärkt das Immunsystem durch hohen Vitamin-C-Gehalt
- Stillt Blutungen

Anwendung:

- Fiebertee, Hustentee: 3 TL getrocknete Zitronenblätter mit ¼ l kochendem Wasser überbrühen, 10 Min. ziehen lassen, täglich 2 Tassen mit Honig gesüßt trinken.
- Sonnenbrand, Verbrennungen: Zitronensaft auf die betroffenen Stellen tupfen.
- Nasenbluten: Unverdünnten Zitronensaft auf einen Wattebausch geben und die Nasenschleimhaut damit betupfen
- Heiserkeit: Zitronensaft in eine Tasse heißes Wasser geben. Mehrmals täglich damit gurgeln.
- Pilzbefall im Mund: Mehrmals täglich frischen Zitronensaft auf die betroffenen Stellen geben.
- Rheuma: Geraspelte Zitronenschale auf die betroffenen Stellen geben.

Zwiebel

<u>Wirkung:</u>

- Hautreizend
- Durchblutungsfördernd
- Herzstärkend
- Verdauungsfördernd

<u>Anwendung:</u>

- Halsentzündung: Etwas rohen Zwiebelsaft mit 2 TL Honig mischen, gurgeln und schlucken.
- Festsitzender Husten: Zwiebelwickel (Zubereitung siehe unten)
- Ohrenschmerzen: Zwiebelsäckchen (Zubereitung siehe unten)
- Nasenbluten: ½ Zwiebel in den Nacken, ½ Zwiebel unter die Nase halten und tief einatmen.
- Bienen- und Wespenstich: 1 Scheibe rohe Zwiebel auf die betroffene Stelle legen.
- Sodbrennen: ½ Zwiebel fein geschnitten mit altbackenem Brot essen.
- Wasseransammlung an Händen und Füßen: Mit 2–3 TL Zwiebelsaft einreiben (1:1 mit Wasser verdünnt).
- Brüchige Fingernägel: Fingernägel mit frischem Zwiebelsaft einreiben.

<u>Zubereitung:</u>

<u>Zwiebelauflage oder -wickel:</u>
1 Zwiebel würfeln und ohne Fett kurz andünsten.
Auf ein Leinen- oder Baumwolltuch geben und auf die Brust legen. Ein weiteres Baumwolltuch darüber legen und mit einer Flanell- oder Wolldecke abdecken. Evtl. darüber noch ein Kirschkernsäckchen bzw. eine Wärmflasche geben.

<u>Zwiebelsäckchen:</u>
Die angedünsteten Zwiebeln in einen Waschlappen geben und direkt auf das betroffene Ohr legen. Ca. 30 Min. liegen lassen. Bei Bedarf wiederholen.

Adressenliste

Naturheilpraxis Claudia Langohr, Städtlerstr. 9, 91154 Roth
www.claudia-langohr.de

Deutscher Neurodermitiker-Bund, Spaldingstraße 210, 20097 Hamburg, Tel. 040/23 08 10, www.dnb-ev.de

Bezugsadresse Bienenwachsauflage n. Langohr: Telefon 09171/898971 Naturheilpraxis Langohr

Institut für Mikroökologie, Auf den Lüppen 8, 35745 Herborn, Tel. 02772/981-0

Retterspitz GmbH, Heilmittel und Körperpflegepräparate, Laufer Str. 17–19, 90571 Schwaig, Tel. 0911/50700-46, www.retterspitz.de

Informationen zum Thema "Ernährung"
Deutsche Gesellschaft für Ernährung, Bornheimer Str. 33 B, 53111 Bonn, Tel. 0228/9092626
www.dge.de oder www.dge-medienservice.de
Bestellung verschiedener Broschüren

Informationen bei Zöliakie (Glutenunverträglichkeit) und Milchzucker-Unverträglichkeit
Deutsche Zöliakie Gesellschaft e. V., Filderhauptstr. 61, 70599 Stuttgart, Tel. 0711/454514, www.dzg-online.de

Informationen zum Thema Impfen
Aegis Deutschland, Selbsthilfegruppe für Impfaufklärung, Postfach 1205, 85066 Eichstätt, Tel. 08421/903707
www.aegis-deutschland.de

Bundesverband Impfschaden e. V., Postfach 11 46, 93327 Neustadt/Donau, Tel: 0 94 41 / 20 99 390, Fax: 0 94 41 / 20 99 399, Internet: www.impfschutzverband.com

EFI Deutschland, Eltern für Impfaufklärung, Angelika Kögel-Schauz, Leharstraße 65 1/2, 86179 Augsburg, www.efi-online.de
Gute Informationen über Grippe- und Masernimpfungen

Dr. Steffen Raabe, Kinderarzt, Offenbachstr. 9, 81245 München, Tel. 089/12 34 512, Fax 89 21 79 79, www.impf-info.de
Informationen über alle gängigen Kinderkrankheiten, alle Impfungen, die im Kindesalter durchgeführt werden. Info-Broschüre kann telefonisch bestellt werden.

www.impf-report.de
Heinz Tolzin veröffentlicht hier regelmäßig die Ergebnisse verschiedener Untersuchungen zum Thema „Impfen“. Hier kann man auch einen Newsletter bestellen.